제2판

구강조직발생학 아틀라스

Color Atlas of Oral Histology and Embryology

[저자]	[역자]
川崎 堅三	신 제 원
佐々木崇壽	정 한 성
柳澤 孝彰	주 성 숙
明坂 年隆	이 희 수
大野 紀和	
小澤 幸重	
高橋 理	
武田 正子	
田中 秀	
戸田 善久	
長門 俊一	
羽毛田慈之	
羽地 達次	
山本 茂久	
山本 敏男	
吉江 紀夫	

dh 대한나래출판사

DaehanNarae Publishing, Inc.

Deokwon Bldg. #202
102-65 Yongdu-dong
Dongdaemun-gu
SEOUL 130-820, KOREA
TEL: +82-2-922-0840
FAX: +82-2-922-0841
E-mail: dhpub@chol.com
Website: www.dhpub.com

Translation of Color Atlas of Oral Histology and Embryology
by Kenzo Kawasaki et al.

Translated into Korean by DaehanNarae Publishing, Inc.

ISBN 978-89-5741-085-1

Printed in Korea

제2판 서문

초판을 출판하지 2년 반이 되었다. 다행히 많은 치과대학생의 지지로 구강조직발생학 아틀라스 제2판을 출판하게 되었다.

이번 개정에 앞서 사진의 색을 표본색에 근접시키고 편집에 신경을 써 보다 이해하기 쉽도록 하였고 초판의 사진 몇 장을 교환하였다. 이번 개정으로 이 책이 치과대학생 입장에서 보다 이해하기 쉬워졌다는 평가를 받게 되어 필자 입장에서 매우 기쁘게 생각한다.

이 책을 개정할 수 있도록 기회를 주신 와카바출판주식회사의 百瀨卓雄 사장, 사진 출력에 많은 도움을 주신 蓼科印刷 여러분께 깊은 감사를 드립니다.

2004년 3월

서문

구강조직발생학의 지식은 현미경을 이용한 조직표본의 관찰로 확고해지는데 치과대학생 입장에서 그렇게 쉬운 내용이 아니다. 많은 대학에서는 시청각 기자재를 이용해 표본의 현미경상(像)을 보여주고, 해설하고 있다. 이를 통해 많은 교육효과를 얻을 수 있는 것이 사실이지만 강의나 실습시간 내에 해설내용, 현미경상을 반복 시청하기가 곤란하므로 부족한 부분을 보완하기 위해서는 반드시 아틀라스가 필요하다. 그러나 일본에서는 지금까지 몇 편의 아틀라스가 발행되었지만 그다지 폭넓게 보급된 것 같지는 않다. 아마 사용의 용이성, 이해도에 관한 부분이 부족했기 때문일 수도 있다.

이 책은 치과대학생 스스로 효율적으로 실습을 진행할 수 있도록 배려하였다. 즉 권두에는 "현미경의 사용법", "표본의 종류와 특징", "관찰순서" 등을 다루었다. 그리고 구강조직발생학에 관한 학습내용을 "안면과 구강의 발생"에서 "편도의 발생과 미세구조"에 이르기까지 15장에 나누어 한 학기 분량으로 수록하였다. 각 장의 처음에는 "개요"를 실어 내용의 이해를 도왔다. 중요한 용어는 두꺼운 글씨체로 표시하고 각각 영어·명칭을 병기하였다. 광학현미경사진은 모두 인간의 조직을 표본으로 사용하고 칼라로 실었다. 중요한 항목은 투과형전자현미경사진과 주사형전자현미경사진을 실어 학생들의 높은 요구에 부응하도록 하였다. "관찰 포인트"에 따라 도판과 표본을 비교, 관찰하면 자연스럽게 이해될 수 있도록 배려하였다.

이 책의 전신은 "신구강조직학도설"(東 昇平, 川崎堅三, 편저, 와카바출판사, 1995년)이며, 그 전신은 "구강조직학도설"(東 昇平, 佐々木崇壽 저, 와카바출판사, 1991년)이었다. 이러한 아틀라스가 소개된 후 본 서(구강조직발생학 아틀라스)가 탄생했는데 실로 유감스럽게도 이 책의 기획, 제작에 적극적으로 협력해주신 와카바출판주식회사의 전 사장 百瀨文隆 님께서 이 책의 완성을 보지 못하고 별세하셨다. 삼가 고인의 명복을 빈다.

이 책을 많은 치과대학생이 활용함으로써 대학간 교육의 불균형을 해소할 수 있다면 필자들은 기쁠 따름이다. 이 책의 출판에 앞서 많은 힘을 실어주신 와카바출판주식회사의 百瀨卓雄 사장께 깊은 감사를 드린다.

2001년 8월

川崎 堅三

역자 서문

일본판 구강조직발생학 아틀라스는 치과대학 교육에 알맞은 교재의 필요에 의해 일본치과대학 조직학 교수들이 공동으로 2001년에 처음 집필하였는데, 사용의 용의성과 이해도가 높아 지난 5년간 폭넓게 보급되어 많은 일본치과대학에서 조직학 교재로 사용되어 왔고, 특히 두 번째 판을 우리말로 번역하여 치과대학(원)학생들에게 보다 쉽고 흥미 있는 구강조직학 지식을 소개드리게 되어서 기쁘게 생각합니다.

본 아틀라스는 치과대학생 스스로 실습을 진행할 수 있도록 현미경사용법, 표본의 종류와 특징, 관찰순서를 수록하였고, 구강조직발생 학습목표와 교육과정에 따라 안면과 구강의 발생에서부터 차례로 정리되어 강의순서에 맞추어 실습할 수 있도록 구성되었습니다.

각장의 처음에는 개요를 실어 전체내용이 쉽게 이해되게 하였고 주요 조직학 용어는 굵은체로 표시하고 영어용어도 함께 병기하였습니다. 이 책에서는 새 용어를 사용하여 특별히 현재 혼동되어 사용하고 있는 용어를 통일하는 데 전력을 다하였습니다.

특히 현미경사진은 모두 사람조직으로 만든 표본을 사용하여 칼라로 실었습니다. 좋은 아틀라스의 첫 번째 조건은 최고의 수준을 자랑하는 조직구조에 대한 사진일 것입니다. 이 책은 이러한 면에서 최고의 구강조직학 아틀라스 교재로서 손색이 없습니다. 아울러 전자현미경사진을 실어 자세히 설명하고 있어 장차 해당 구조물과 기능에 관련되어 만나게 될 갖가지 병적 상황에서 문제를 해결하는 데 기초적인 지식으로 활용될 수 있도록 하였습니다.

이 아틀라스는 번역에 참여한 교수님들의 하나 된 마음으로 이루어졌습니다. 저희들의 노력이 처음 치의학공부에 입문하는 치대(원)생들에게 큰 도움을 줄 수 있기를 바라는 마음으로 머리말에 대신하려고 합니다. 끝으로 이 책이 번역되어 나오기 까지 애써주신 정한성(연세치대), 이희수(강릉치대) 교수님과 편집까지 수고해주신 주성숙(경희치대) 교수님, 그리고 출판을 맡아준 대한나래출판사의 최용원 사장님을 비롯한 임직원 여러분께 깊은 감사를 드립니다.

2007년 3월
옮긴이를 대표해서
신 제 원 교수

목차

목차

목차

목차

목차

그림목차

그림목차

I. 현미경의 사용법

1. 메인스위치를 ON으로 하고 조광손잡이로 광량을 적절한 밝기로 설정한다.
2. 리볼버를 돌려 4배 대물렌즈를 광로(光路)에 놓는다.
3. 스테이지 위에 표본을 설치한다.
4. 상하, 좌우 핸들을 돌려 표본이 광로에 들어오도록 이동시킨다.
5. 우측 눈으로 우측 접안렌즈를 보면서 조동핸들을 돌리고 표본에 초점을 맞춘다.
6. 좌측 눈으로 좌측 접안렌즈를 보고 시도조정환(視度調整環)을 돌려 표본에 초점을 맞춘다.
7. 눈의 폭을 조정한다.
8. 개구조리개 레버로 조절한다.

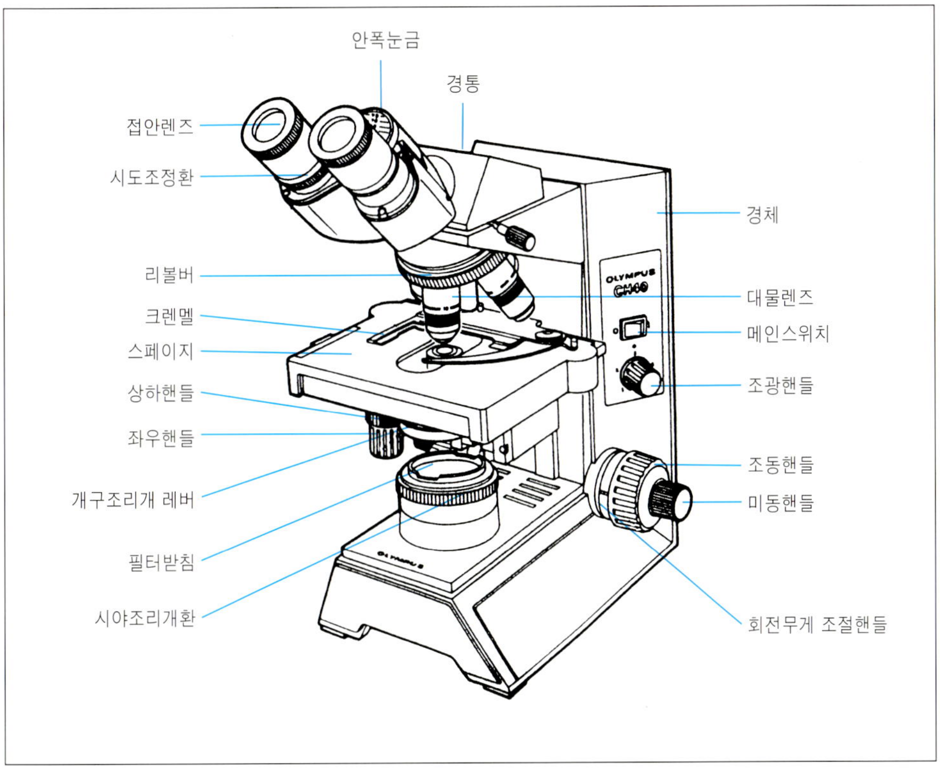

● 현미경의 각 부위 명칭(올림푸스광학 CH40형 현미경)

II. 조직표본 및 염색법의 종류와 특징

1. 표본의 종류와 특징

1) 연마절편표본

치아나 뼈와 같은 경조직의 미세구조를 관찰하기 위한 특수표본이며, 숫돌이나 연마기로 치아 또는 뼈를 연마해 100㎛ 전후의 얇은 절편을 만든다. 95% 이상 무기질로 이루어진 에나멜질의 미세구조를 관찰하기 위해서는 없어서는 안 되는 표본이다. 치수나 치주인대 또는 잇몸 같은 연조직의 관찰에는 적합하지 않다. 두께에 한계가 있으며 다양한 염색법을 응용할 수 없다는 단점도 있다.

2) 탈회절편표본

치아나 뼈 등의 경조직을 산성 수용액에 담궈 조직 내에 들어있는 무기질을 제거하는 조작을 탈회라 한다. 탈회된 조직은 연하기 때문에 파라핀, 셀로이딘, 레진과 같은 포매재로 포매한 후 박절기(microtom)를 이용하여 5~20㎛의 얇은 절편을 만든다. 절편을 다양하게 염색처리해 미세구조를 관찰한다. 법랑질 이외의 치아 및 치주조직의 미세구조를 관찰할 때 없어서는 안 되는 표본이다.

2. 염색의 종류와 특징

1) 무염색

치아나 뼈 같은 경조직의 연마표본은 보통 염색을 하지 않는다. 무염색표본은 경조직 본래의 자연스러운 색이나 광선의 굴절률의 차이에 따른 구조의 차이를 관찰하는 데 적합하다.

2) 헤마톡실린염색

연마표본을 헤마톡실린으로 염색하는 방법이며 간편하다. 연마표본에서 헤마톡실린에 염색되는 부위는 석회화도가 낮은 부위이다.

3) Carbo-fuchsin염색

연마표본에 사용하는 염색법이며 미석회화 또는 극히 낮은 석회화도를 보이는 석회소구사이상아질을 관찰하는 데 적합하다.

4) 헤마톡실린-에오신염색

조직표본의 가장 대표적인 염색법이며 보통 H-E염색으로 표기되는 이중염색이다. 세포핵은 염기성 색소인 헤마톡실린에 염색되어 푸른 보라색을 띠고 세포질이나 아교섬유는 산성 색소의 에오신에 염색되어 분홍색을 띤다.

5) Azan염색

헤마톡실린-에오신염색과 마찬가지로 대표적인 염색법이다. 염색제인 azocarmine과 aniline blue의 머리글자를 따이 명칭(Azan염색)이 되었다. 세포핵은 적색, 아교섬유는 청색으로 염색된다.

6) 티오닌-피클린산염색(슈몰염색)

상아질세관, 시멘트질세포방, 시멘트모세관, 뼈세포, 뼈모세관 관찰에 적합한 염색법이다.

7) 은염색

(1) 절편은도금표본

탈회절편에 실시하는 은염색법이다. 결합조직의 아교섬유나 그물섬유를 염색하는 데 적합하며 치아나 뼈의 성장선, 치수, 치주인대 및 잇몸의 섬유성분을 관찰하는 데 없어서는 안 되는 염색법이다. 그물섬유는 검정, 아교섬유는 다갈색으로 염색된다.

(2) 괴(塊)은도금표본

치아나 뼈를 얇게 자르기 전에 통째로 은액체에 담궈 은염색하는 방법이다. 상아질의 석회화선을 관찰하는 데 없어서는 안 되는 염색법이다.

III. 관찰순서와 스케치 요령

1. 현미경으로 관찰하기 전에

(1) 우선 표본을 손으로 잡고 육안으로 자세히 관찰해 표본의 방향성과 전체적인 구조를 이해한다.

(2) 염색종류를 잘 이해한다.

(3) 목적하는 구조물이 어느 위치에 존재하는지 확인한 후 저배율부터 관찰을 개시한다.

2. 관찰 요령

(1) 목적하는 구조가 치아 및 치주조직의 어디에, 어떠한 상태로 존재하는가?

(2) 형태, 크기, 개수는?

(3) 경조직이라면 광선의 투과성이 주위와 비교해 어떠한가?

(4) 그것은 어떻게 형성되었나?

(5) 그 구조는 어떠한 기능을 하는가?

(6) 동일한 구조물을 연마표본과 탈회절편표본과 비교 · 관찰한다.

(7) 단면의 구조에서 입체적인 구조를 추측할 수 있도록 훈련한다.

표본은 커다란 조직 내에서 극히 작은 부분을 채취한 것이며 고정시킨 순간의 상(像)이다. 특히 주의할 부분은 박편표본은 삼차원의 세계를 이차원으로 자른 것으로, 입체구조의 단면을 평면상으로 관찰하는 데 불과하다.

원통, 구, 타원형 및 원추체의 횡단면은 모두 원형으로 보인다. 구부러진 긴 구조물을 자르면 1개의 물체가 여러 개로 보이기도 한다. 예를 들어 구부러진 1개의 핵이 2개 이상으로 보이며, 가늘고 긴 것은 둥글게 보이기도 한다. 아래 그림의 A~D는 입체구조와 단면의 관계를 모식도로 나타낸 것이다. A는 구부러진 관형태의 횡단면, B는 관의 종단면, C는 계란처럼 중앙에 핵이 있는 타원구를 각 방향에서 잘랐을 때의 단면, D는 귤과 비슷한 구조를 갖는 구형태의 물체를 각 방향에서 자른 단면이다.

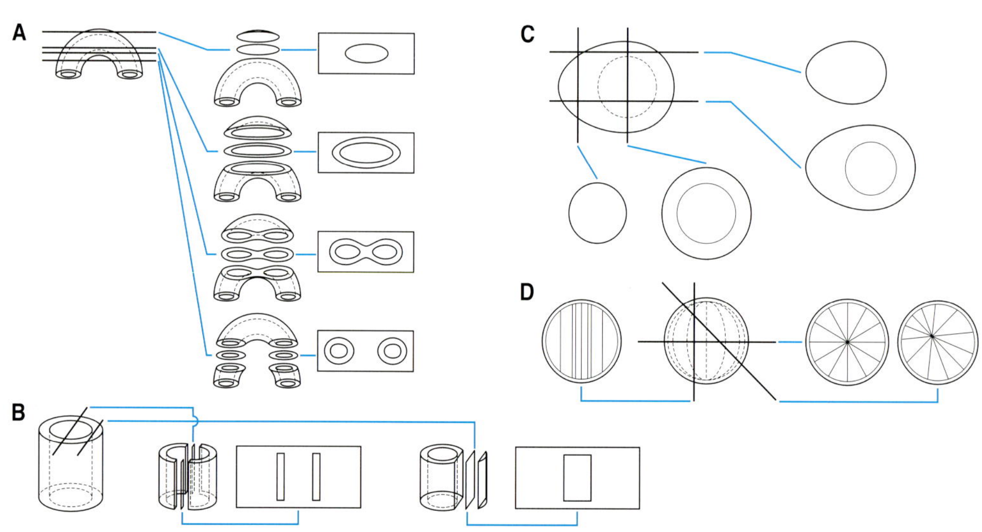

(Ham & Leeson: Histology, 4, Autl., London, Pitman Medical Publ. Co. Ltd., 1961에서 인용)

A~D. 입체구조물을 종단, 횡단, 각 방향에서 절단했을 때의 단면상.

3. 스케치 요령

(1) 뾰족하게 깎은 연필로 세포와 세포간질의 미세구조를 그리고 색연필로 흐리게 색칠한다.

(2) 스케치에는 표본의 종류, 염색명 및 관찰배율을 기록한다.

(3) 스케치에는 각부의 명칭을 기록하고 "2. 관찰 요령"의 (1)~(5)의 설명을 덧붙인다.

1 얼굴과 구강의 발생

1~4

〔개요〕

얼굴(face)과 구강(oral cavity)의 형성은 태생 4~5주에 걸쳐 발생하는 입오목(구와, stomodeum)과 코오목(비와, nasal pits)의 함몰과 이마코융기(전두비융기, frontonasal prominence[이마융기(frontal prominence), 안쪽코융기(내측비융기, medial nasal prominences), 가쪽코융기(외측비융기, lateral nasal prominences)로 분리된다], 아래턱융기(하악융기, mandibular prominences), 위턱융기(상악융기, maxillary prominences) 등의 얼굴융기(안면융기, facial prominences)의 형성으로부터 시작된다. 얼굴융기 중에 아래턱융기와 위턱융기는 나중에 설명하게 될 아가미굽이(새궁, branchial arch)로부터 유래한다. 입오목의 뒤는 입인두막(구인두막, oropharyngeal membrane) 혹은 볼인두막(협인두막, buccopharyngeal membrane)에 의해 원시인두(primitive pharynx)와 경계지어지는데, 태생 4주 말에 임 막이 파괴되어 입오목과 원시인두가 연결된다. 이 단계가 되면 입오목은 원시구강(primitive oral cavity)이라 불린다.

1. 아가미굽이의 발생과 아가미기관(development of the branchial apparatuses)

태생 4주 초기에 장차 배아(embryo)의 머리와 목이 될 부위에 6개의 융기가 출현한다. 이 융기를 아가미굽이(branchial arch)라고 부르며, 머리쪽으로부터 순서대로 첫째아가미굽이(first branchial arch)에서 여섯째아가미굽이(sixth branchial arch)까지 있다. 다만 다섯째와 여섯째아가미굽이는 작아서 표면에서 식별할 수 없다. 아가미굽이의 바깥면은 외배엽으로, 속면은 내배엽으로 덮여 있으며, 각 아가미굽이의 내부는 배아속중배엽(intraembryonic mesoderm)에서 유래한 중간엽으로 구성되는데, 이후 신경능선세포(neural crest cell)가 이동해와 구성요소에 추가된다. 이것을 외배엽성중간엽(ectomesenchyme)이라고 부른다. 또한 각 아가미굽이는 아가미굽이동맥, 근육요소, 연골막대 및 신경을 포함하고 있다.

각 아가미굽이는 바깥면에 있는 아가미고랑(branchial groove)이라는 고랑에 의해 경계지어지고, 속면에서는 인두주

표 1 아가미굽이에 유래하는 구조

아가미굽이		근육	뼈와 연골	인대	신경
첫째아가미굽이(아래턱굽이)	위턱융기		위턱뼈, 광대뼈, 입천장뼈, 관자뼈 비늘부위		삼차신경
	아래턱융기	씹기근육(깨물근, 관자근, 바깥날개근, 속날개근), 턱목뿔근, 두힘살근의 앞힘살, 고막긴장근, 입천장긴장근	아래턱뼈, 망치뼈, 모루뼈, 첫째굽이연골(Meckel연골)	앞망치인대, 나비아래턱인대	
둘째아가미굽이(목뿔굽이)		표정근육, 등자근, 붓목뿔근, 두힘살근의 뒤힘살	등자뼈, 붓돌기, 목뿔뼈의 작은뿔, 목뿔뼈몸통 위부분, 둘째굽이연골(Reichert연골)	붓목뿔인대	얼굴신경
셋째아가미굽이		붓인두근	목뿔뼈의 큰뿔, 목뿔뼈몸통 아래부분		혀인두신경
넷째~여섯째아가미굽이		반지방패근, 입천장올림근, 인두수축근, 인두근	방패연골, 반지연골, 모뿔연골, 잔뿔연골, 쐐기연골		미주신경

머니(pharyngeal pouch)라고 불리는 깊은 주머니에 의해 경계지어진다. 가장 머리쪽에 위치하는 첫째인두주머니(first pharyngeal pouch)는 첫째아가미굽이와 둘째아가미굽이 사이에 형성되며, 넷째인두주머니(fourth pharyngeal pouch)까지 4개가 형성된다. 인두주머니의 내배엽은 아가미고랑의 외배엽과 밀착해 아가미막(branchial membrane)을 형성한다. 아가미막은 일시적인 구조이지만 첫째아가미막(first branchial membrane)은 성인에게도 보이는 구조인 고막(tympanic membrane)을 형성한다. 아가미굽이, 인두주머니, 아가미고랑 및 아가미막을 아가미기관(branchial apparatus)이라 총칭하고 얼굴과 목 형성에 중요한 역할을 한다.

표 2 인두주머니에서 유래하는 구조

인두주머니	구조
첫째인두주머니	고실, 귀인두관
둘째인두주머니	입천장편도
셋째인두주머니	가슴샘, 아래부갑상샘
넷째인두주머니	위부갑상샘
다섯째인두주머니	맨끝아가미소체

2. 위입술과 입천장의 발생(development of the upper lip and palate)

발생 5~7주 사이에 좌우 안쪽코융기는 서로 유합되고 위턱융기도 함께 유합되어 위입술(upper lip)을 형성한다. 좌우 안쪽코융기가 유합된 부분을 위턱사이분절(intermaxillary segment)이라고 부르고, 콧등, 위입술의 인중부, 위턱의 앞위턱뼈부분(premaxillary part) 및 일차입천장(primary palate[정중구개돌기, median palatine process])을 형성한다.

입천장(palate)의 주요부분을 구성하는 이차입천장(secondary palate)의 형성은 태생 6주경, 위턱융기의 안쪽부분에 가쪽입천장돌기(lateral palatine process)라는 중간엽(mesenchyme)의 융기가 발생하면서 시작된다. 양쪽의 가쪽입천장돌기는 처음에 혀의 양측에서 아래쪽으로 성장하지만 태생 7주경 수평위치가 되고 태생 8주경부터 유합이 시작되어 태생 12주가 되면 이차입천장은 완성된다.

3. 혀의 발생(development of the tongue)

혀(tongue)의 발생은 태생 4주말, 제1아가미굽이(하악융기)의 내벽에서 정중혀싹(median tongue bud[또는 홑결절, tuberculum impar])과 그 양측의 가쪽혀융기(lateral lingual swelling)가 나타나는데, 이것들이 혀몸통을 만든다. 또한 제3아가미굽이과 제4아가미굽이에 걸쳐 아가미아래융기(hypobranchial eminence)가 나타나고 이 융기의 제3아가미굽이부분에서 혀뿌리가 만들어진다.

4. 갑상샘의 발생(development of the thyroid gland)

갑상샘(thyroid gland)은 태생 4주 초기 인두바닥에서, 나중에 정중혀싹과 아가미아래융기가 되는 부위의 정중경계부에서 내배엽이 두꺼워지면서 생겨나기 시작된다. 이 부위는 얼마 지나지 않아 점차 중간엽의 깊은쪽을 향해 성장하고 갑상샘곁주머니(thyroid diverticulum)를 형성한다. 갑상샘싹은 이어 갑상혀관(thyroglossal duct)이 된다. 갑상혀관은 혀막구멍(foramen cecum of tongue)으로 개구되어 있다. 갑상혀관의 벽을 구성하는 내배엽세포가 증식해 관이 폐쇄되면서 갑상혀관의 아래쪽 부위는 둘로 나뉘고 여기에 갑상샘이 형성된다. 갑상샘은 발생단계에서 목을 따라 아래로 움직여 태생 7주경 최종위치에 도달한다. 또한 갑상혀관은 퇴화, 소실된다.

5. 뇌하수체 전엽의 발생(development of the anterior lobe of pituitary gland)

뇌하수체(pituitary gland)는 원시구강(primitive oral cavity)의 외배엽에서 발생하는 뇌하수체전엽(anterior lobe of the pituitary gland)과 신경외배엽에서 발생하는 뇌하수체후엽(posterior lobe of pituitary gland)으로 구성된다.

뇌하수체전엽의 발생은 태생 4주 중기에 입인두막(oropharyngeal membrane) 바로 앞에 있는 입오목(stomodeum)의 천정을 덮는 외배엽성 상피가 상방으로 함몰되어 뇌하수체주머니(Rathke낭, Rathke' s pouch)라는 주머니를 형성하는 것으로 시작된다. 태생 5주경에 뇌하수체주머니는 사이뇌에서 아래로 증식되어 형성된 깔대기줄기(infundibular stem)와 밀착한다. 태생 6주경에 뇌하수체주머니는 구강과의 연결이 소실된다. 그후 뇌하수체주머니 전벽의 세포가 활발하게 증식되어 뇌하수체전엽을 형성한다.

1 얼굴과 구강의 발생(태생 6주 사람 태아 머리의 전두단면, H-E염색)

관찰포인트

1. 원시구강의 하방에는 하악융기와 혀, 측방에는 위턱융기, 상방에는 코중격이 있다.
2. 원시구강의 상피는 중층편평상피이다.
3. 치아의 형성부위와 후각상피가 되는 부위에서 상피가 두꺼워진 것이 관찰된다.

참고 원시구강은 장차, 이차입천장의 형성으로 인해 상방의 코안(nasal cavity)과 하방의 구강(oral cavity)으로 나뉜다.

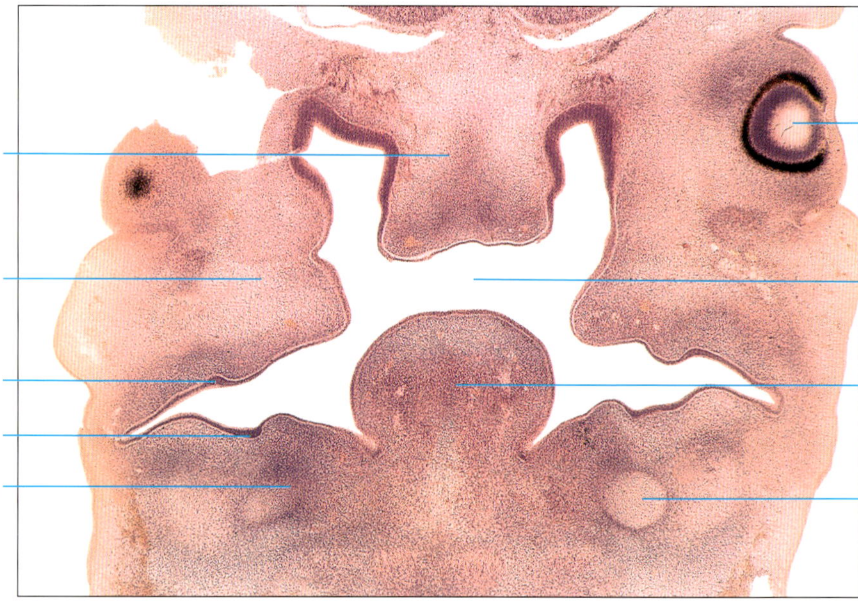

2 이차입천장의 형성 Ⅰ (태생 6주 사람 태아 머리의 전두단면, H-E염색)

관찰포인트

1. 가쪽입천장돌기는 위턱융기의 내측부에서 발생한다.
2. 초기 가쪽입천장돌기는 혀의 측방에 늘어져 있다.
3. 혀는 길이가 긴 형태를 보인다.
4. 치아형성의 징후인 위아래턱 치아판(dental lamina)이 관찰된다.

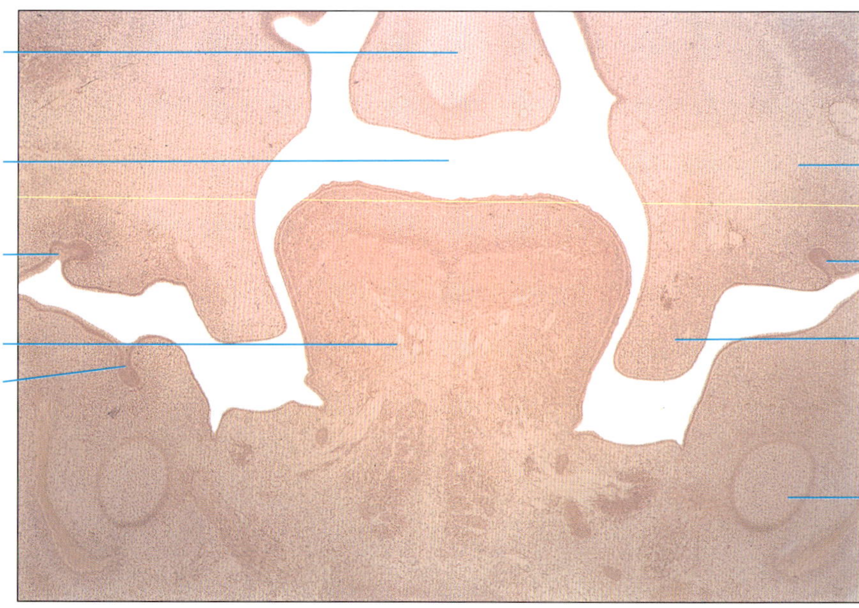

3 이차입천장의 형성 Ⅱ (태생 7주 사람 태아 머리의 전두단면, H-E염색)

관찰포인트

1. 가쪽입천장돌기가 수평위치가 되고 혀는 폭넓고 평평해진다.
2. 좌우 가쪽입천장돌기와 코중격이 근접해 있다.
3. 치아싹, 위아래 턱뼈의 형성이 관찰된다.

참고 사람의 경우 Meckel연골은 아래턱뼈의 형성에 직접 관여하지 않는다.

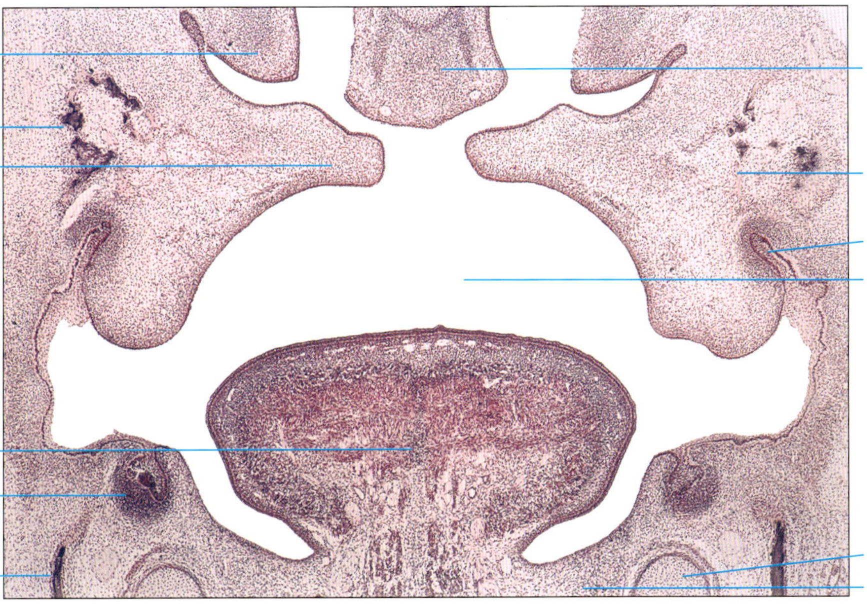

4 이차입천장의 형성 Ⅲ (태생 10주 사람 태아 머리의 전두단면, H-E염색)

관찰포인트

1. 이차입천장이 완성되고 원시구강은 코안과 구강으로 분리되어 있다.
2. 형성 직후 이차입천장에서는 좌우 가쪽입천장돌기와 코중격의 유합부에 상피가 남아있다.
3. 볼의 형성으로 구강의 가로세로 크기의 비율이 변화하고 있다.

참고 좌우 가쪽입천장돌기와 코중격의 유합은 태생 8주부터 시작되고 태생 12주에 완성된다.

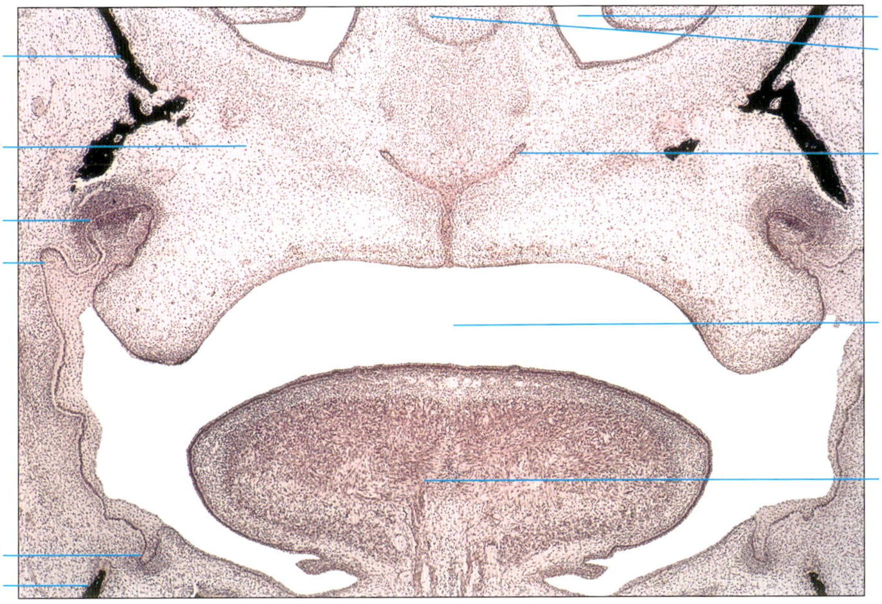

2 턱뼈와 턱관절의 발생 및 미세구조

5~19

〔개요〕

1. 턱뼈의 발생과 미세구조(development and fine structure of the jaw bones)

위 · 아래턱뼈는 태생 6주경 각각 위턱융기와 아래턱융기에 뼈발생중심(ossification center)이 출현하고 막성뼈발생(membranous ossification) 양식으로 뼈발생이 시작된다. 그러나 발생과정에서 이차연골(secondary cartilage)이 출현하여 위턱뼈는 일시적으로, 아래턱뼈는 20세 정도까지 연골성 뼈발생(cartilagenous ossification)이 관찰된다.

위턱뼈(maxilla)의 뼈발생중심은 젖니송곳니의 치아싹이 발생하는 부분의 위쪽의 눈확아래신경(infraorbital nerve)과 앞위치아신경(anterior alveolar branch)이 나뉘는 부위에 나타난다. 초기에는 뼈가 신경을 하방에서 구유모양으로 감싸듯이 만들어지며 광대뼈돌기, 이마뼈돌기, 입천장돌기, 이틀돌기 방향으로 뼈발생이 진행된다. 태생 9주말에 광대뼈연골(zygomatic cartilage)이 이차연골로서 광대뼈 부위에 나타난다. 이차연골은 태생 10주 정도까지 존재하며 위턱뼈가 하방으로 발생하는데 기여한다. 이틀돌기의 형성은 눈확아래신경을 둘러싸 관이 형성되는 부분에서 하방의 치아싹 외측을 향해 가쪽치아돌기판(lateral alveolar plate)이, 또한 입천장돌기 바닥부분에서 치아싹 내측을 향해 안쪽치아돌기판(medial alveolar plate)이 형성되어 진행된다. 앞위턱뼈(premaxilla)의 뼈발생중심은 태생 7주에 위턱뼈와는 별도로 출현하는데 태생 8주가 되면 서로 유합되어 하나가 된다.

아래턱뼈(mandible)의 뼈발생중심은 Meckel연골(Meckel' s cartilage)의 외측에서 아래치아신경(inferior alveolar nerve)이 턱끝신경(mental nerve)과 앞니가지(incisive nerve)로 나뉘는 부위, 즉 장차 턱끝구멍의 위치에 나타난다. 뼈발생은 처음에는 Meckel연골의 외측면을 따라 나타나며, 이어서 아래치아신경을 관 모양으로 둘러싸듯이 가쪽판(lateral plate)과 안쪽판(medial plate)이 형성된다. 이들 두 판이 상방으로 성장해 치아싹에 접근하면 각각 안쪽치아돌기판(medial alveolar plate)과 바깥치아돌기판(lateral alveolar plate)이 된다. 이어 이틀사이중격의 형성이 진행되며 각각의 이틀돌기가 형성된다. 아래턱 몸통의 형성이 후방으로 진행되고 턱뼈각에 도달하면 턱뼈가지의 형성이 진행된다. 처음에 턱뼈가지는 아래턱 몸통의 뼈발생의 연장선상에서 발생하는데 그후 이차연골에 의해 뼈발생이 진행된다. 아래턱 이차연골에는 태생 12주에 관절돌기연골(condylar cartilage), 16주에 근육돌기연골(coronoid cartilage), 결합연골(symphyseal cartilage)이 출현한다. 관절돌기연골은 태생 12주에 출현하고 관절돌기 머리에서 아래턱구멍 부근까지 분포하는 당근모양의 연골로 생후 20세 정도까지 남아 아래턱뼈의 성장에 크게 관여한다. 근육돌기연골은 근육돌기 앞모서리에서 꼭대기까지 가늘고 길게 분포하는 연골이며 태생 16주에 출현한 후 일시적으로 존재해 출생 훨씬 전에 소실된다. 결합연골은 좌우 아래턱 앞끝에 각 1개씩 출현하는 연골로 태생 16주에 출현해 생후 1년 이내에 소실된다.

위턱뼈와 아래턱뼈의 발생에 있어서 공통점은 (1) 뼈발생중심은 신경 분지부에 출현한다. (2) 신경을 둘러싸는 부분과 치아싹을 둘러싸는 부분의 두 요소로 구성된다. (3) 후방으로 확대되는 뼈발생 과정에 이차연골이 관여한다. 한편 차이점은 (1) 아래턱의 관절돌기연골은 장기간 남아 있지만 위턱의 광대뼈연골은 태생기 단기간 동안 존재한다. (2) 위턱에는 아래턱의 Meckel연골에 해당하는 일차연골이 없다. (3) 위턱뼈의 성장양식은 뼈표면과 유합되는 부분에서의 뼈첨가인데, 아래턱은 뼈표면에서의 뼈첨가와 연골의 뼈 치환에 의해 진행된다.

2. 턱관절의 발생과 미세구조(development and fine structure of the temporomandibular joint)

턱관절(temporomandibular joint)을 구성하는 관절돌기(condyle)의 원기는 태생 9주, 즉 아래턱뼈의 뼈화가 장래의 턱관절오목의 위치까지 진행된 시기에, 아래턱뼈의 등쪽 끝에 중간엽세포(mesenchymal cell)가 밀집되어 나타난다. 그리고 같은 시기에 관절원반(articular disk)의 원기도 관절돌기 상방을 둘러싸는 중간엽세포의 밀집대로서 출현한다. 그리고 턱관절오목(glenoid fossa)의 원기는 태생 9주말에 관절원반의 원기 상방에 중간엽세포의 응집으로 출현한다.

태생 12주, 관절돌기에 이차연골이 출현하고 사이질성장(interstitial growth)과 덧붙이성장(appositional growth)에 의해 크기가 증가한다. 관절원반의 세포응집대와 관절돌기 사이는 세포가 성기고 혈관은 풍부하게 분포한다. 이 부위에 최초 하관절공간(lower joint cavity)이 형성된다. 다소 늦게 턱관절오목과 관절원반 사이의 세포가 성긴 영역에 상관절공간(upper joint cavity)이 형성된다. 상 · 하관절공간에 끼인 관절원반은 전방은 가쪽날개근, 후방은 Meckel연골과 결합하고 있다. 태생 14주가 되면 턱관절오목에 최초의 뼈발생중심이 출현한다. 그리고 태생 20주가 되면 관절돌기에 연골속뼈발생(enchondral ossification)이 시작된다.

완성된 관절돌기와 턱관절오목의 관절면은 유리연골이 아니라 섬유성 결합조직의 피막으로 덮여 있다. 성인의 관절돌기와 턱관절오목의 층구성은 (1) 섬유층(fibrous zone, 섬유성 결합조직), (2) 증식층(proliferative zone), (3) 연골세포층(fibrocartilaginous zone, 초기는 유리연골이지만 10세경에 섬유연골로 변화한다), (4) 석회화연골(calcified cartilage), (5) 연골밑뼈(subarticular bone)의 각 층으로 구성된다. 각 층의 두께는 연령 및 부위에 따라 다르다. 관절원반은 다량의 아교섬유와 소량의 탄력섬유와 섬유모세포(fibroblast)로 구성되는데 연령이 많아질수록 연골유사세포가 출현하거나 연골조직이 섬처럼 출현하기도 한다. 원반 중앙부는 혈관이 부족하지만 전부와 후부에 조밀한 모세혈관망이 있다. 또한 신경섬유는 관절낭 후방 외측부에서 발달한 신경얼기를 만들고 관절낭에서 진입한 신경섬유는 원반 내에서 자유종말로써 그친다.

5 위턱뼈의 발생(태생 10주 사람 태아 머리의 전두단면, H-E염색)

관찰포인트

1. a: 위턱뼈의 최초 뼈발생중심이 눈확아래신경의 하방에 관찰된다.
2. b: 초기 뼈조직은 층판구조를 갖지 않는 그물모양의 섬유성 뼈이다.
3. c: 뼈형성은 뼈모세포와 뼈파괴세포의 조화로운 작업을 통해 진행된다.

참고 위턱뼈는 위턱융기내에서 막내뼈발생을 통해 형성된다.

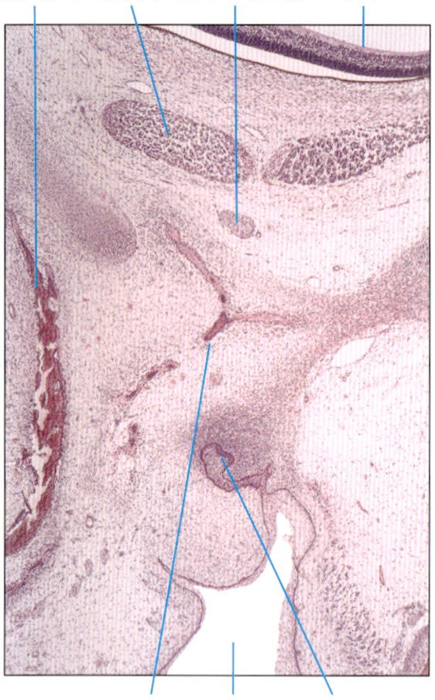

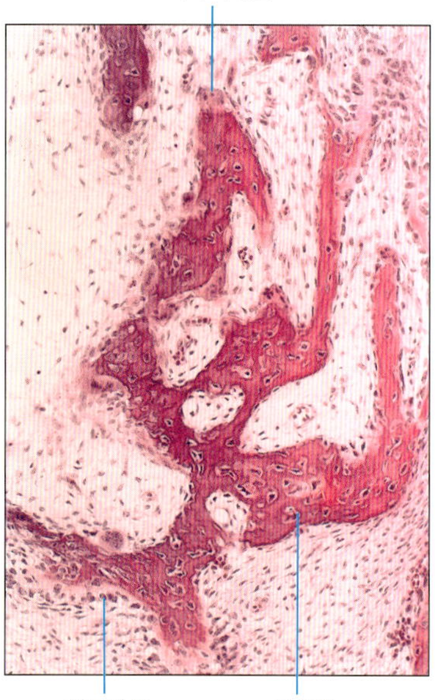

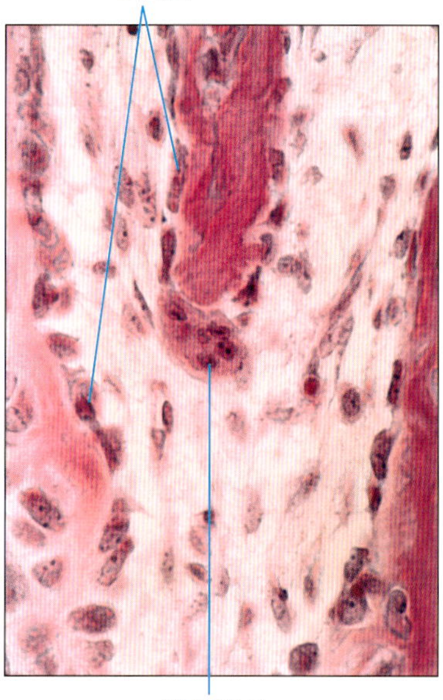

6 위턱뼈과 입천장뼈의 발생(태생 제12주 사람 태아 두부의 시상단면, H-E염색)

관찰포인트

1. 단단입천장의 뼈를 이루는 위턱뼈의 입천장돌기와 입천장뼈의 수평판이 발생단계에서는 상하로 겹쳐있다.

참고 단단입천장의 뼈는 위턱뼈 입천장돌기와 입천장뼈 수평판으로 구성된다.

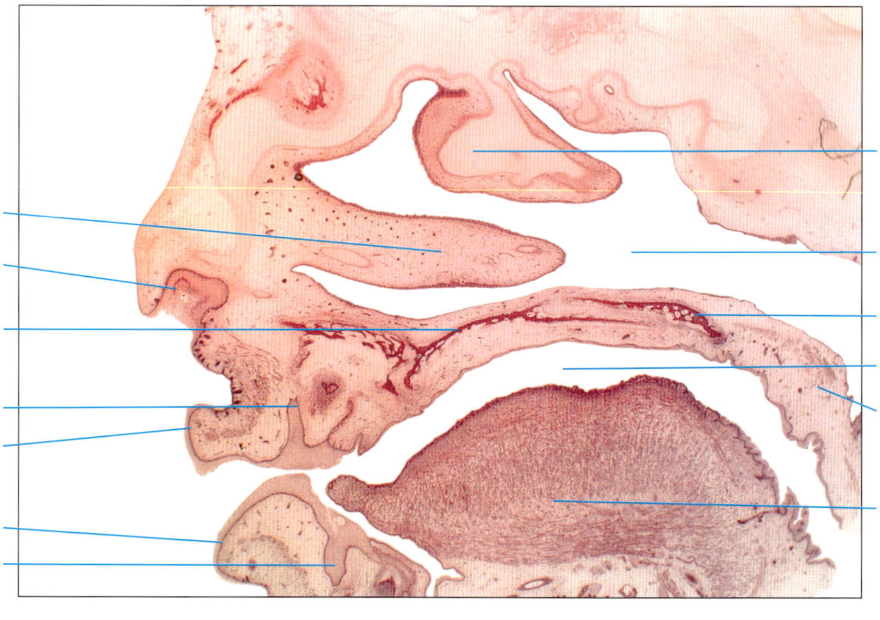

7 아래턱뼈의 발생 Ⅰ (태생 10주 사람 태아 두부의 전두단면, H-E염색)

관찰포인트

1. 아래턱뼈 외측판과 아래턱뼈 내측판으로 구성되는 최초의 아래턱뼈는 Meckel연골 외측의 아래이틀신경을 둘러싸는 것처럼 관찰된다.
2. 아래이틀신경의 상방에 치아싹이 관찰된다.

참고 1. 아래턱뼈의 최초 뼈발생중심은 태생 6주에 아래이틀신경이 턱끝신경과 앞니가지가 나뉘는 위치에 출현한다.
2. 발생중인 아래턱뼈와 Meckel연골, 아래이틀신경과 치아싹의 위치관계를 잘 이해한다.
3. 아래턱뼈의 초기발생은 막내뼈발생이며, Meckel연골은 아래턱뼈 형성에 직접 관여하지 않는다는 점에 주의.

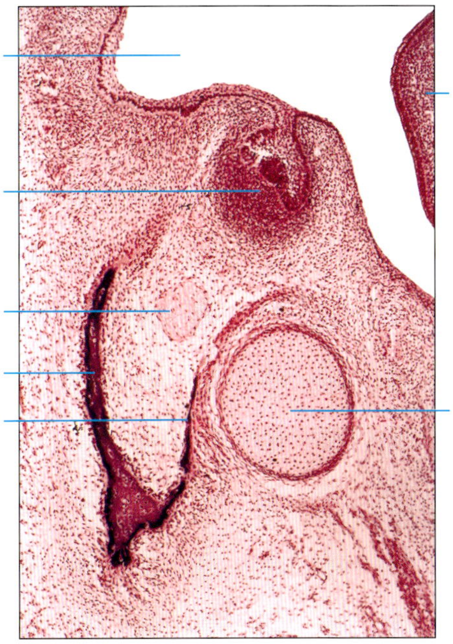

8 아래턱뼈의 발생 Ⅱ (태생 10주 사람 태아 두부의 전두단면, H-E염색)

관찰포인트

1. 아래턱뼈의 바닥이 아래이틀동맥을 중심으로 방사상으로 형성되어 있다.

참고 아래턱뼈의 형성이 진행됨에 따라 Meckel연골이 변성 · 위축되는 부분에 주목.

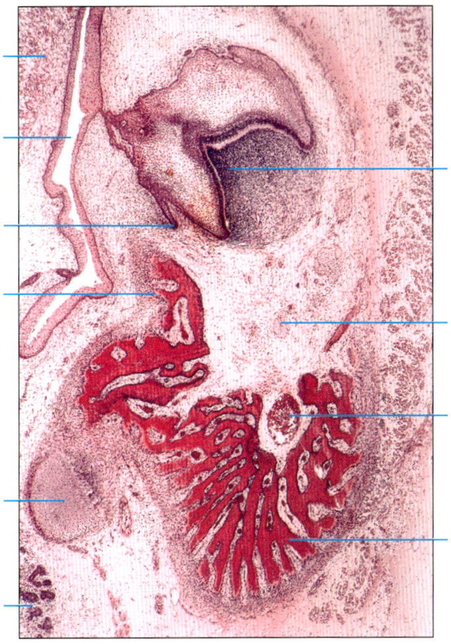

9 뼈발생의 EM상(뼈끝성장연골판 · 성숙대의 투과전자현미경상, ×5,000)

관찰포인트

1. 뼈끝성장연골은 휴지대, 증식대, 성숙대, 비대세포대, 예비석회화대, 뼈화대로 나뉘며, 여기에서는 가장 전형적인 성숙대의 연골세포가 관찰된다.
2. 연골세포방 내에 있는 연골세포는 타원형이며 핵주위 세포질에는 발달한 Golgi복합체, 풍부한 과립세포질세망, 분비과립이 관찰된다.

참고 1. 연골세포의 세포표면에는 작은 세포돌기가 많다.
2. 연골기질은 주로 미세한 제II형 아교섬유와 과립상 고분자 단백당으로 구성된다.

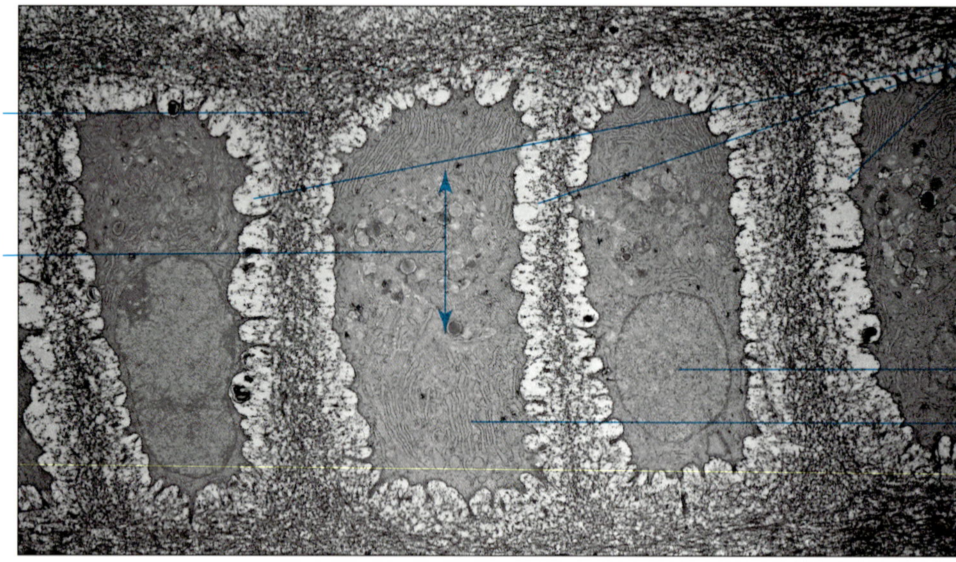

10 뼈발생의 EM상 Ⅱ (뼈끝성장연골 · 예비석회화대의 투과전자현미경상, ×5,000)

관찰포인트

1. 예비석회화대에는 연골기질에 바탕질소포에 의한 광화가 진행되고 사이막을 따라 석회소구의 형성이 관찰된다.
2. 연골세포의 세포막이 찢어지고 세포질 성분이 용출되는 것이 관찰된다.

참고 연골기질의 광화로 영양소의 확산이 저해되고 연골세포는 변성 · 괴멸된다.

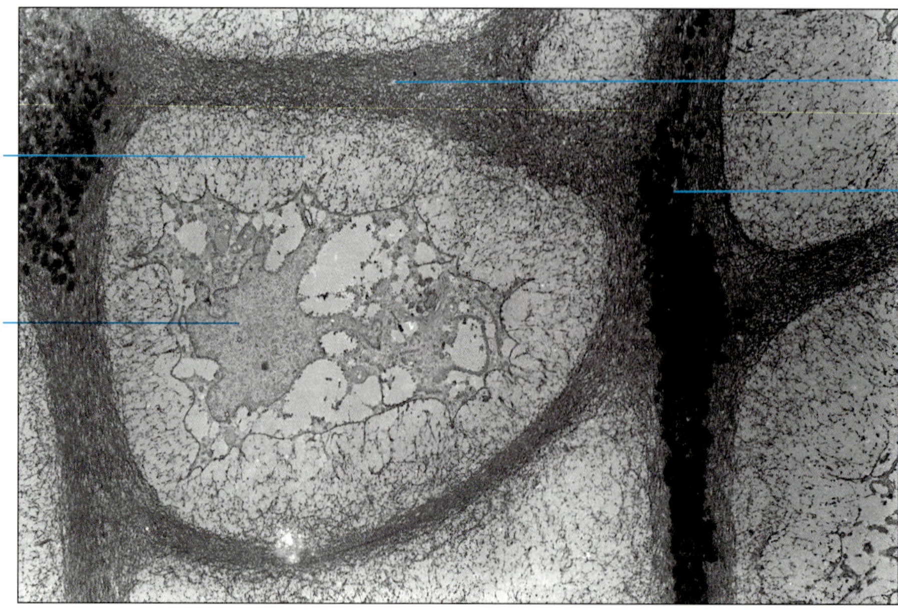

11 뼈형성의 EM상(뼈모세포의 투과전자현미경상, ×7,000)

관찰포인트

1. 뼈모세포는 입방형으로, 핵주위 세포질에 발달한 골지장치와 풍부한 과립세포질세망, 분비과립이 관찰된다.
2. 뼈모세포에 면하고 주로 제 I 형 아교섬유로 이루어진 석회화되지 않은 풋뼈와 광화된 뼈가 관찰된다.
3. 뼈에는 어린 뼈세포가 파묻혀 관찰된다.

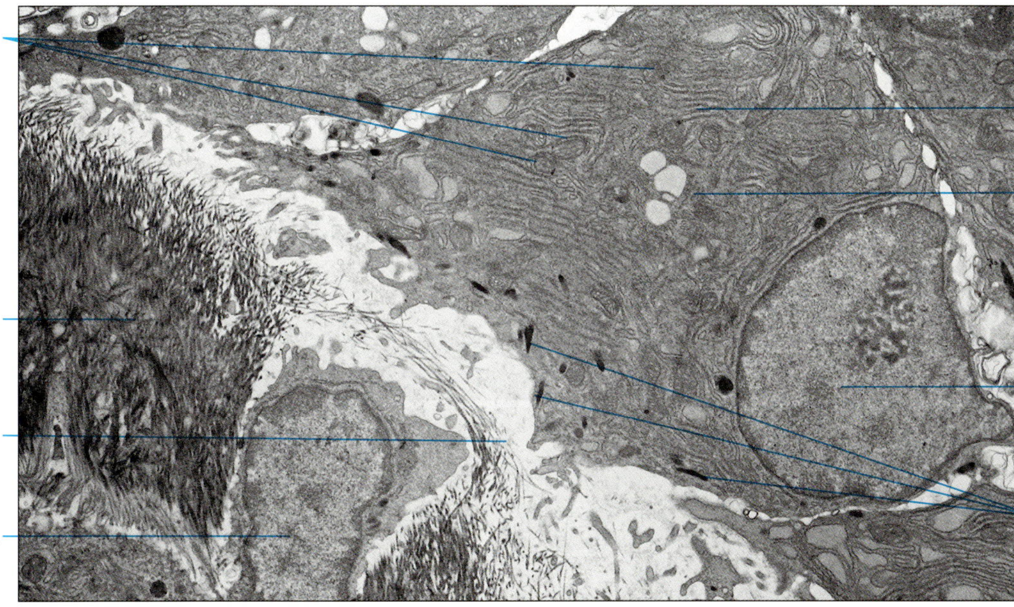

12 뼈세포의 EM상(a: 뼈세포의 투과전자현미경상, ×7,000, b: 뼈세포의 주사전자현미경상, ×3,400)

관찰포인트

1. a: 뼈세포는 뼈세포방 내에 있고 뼈모세관 속으로 세포돌기를 낸다.
2. a: 어린 뼈세포에는 뼈모세포와 마찬가지로 세포내소기관이 존재한다.
3. b: 주사전자현미경으로 관찰하면 뼈세포의 세포체에서 방사상으로 뻗어나오는 세포돌기의 입체상이 관찰된다.

참고 그림 b는 염산아교질분해효소 소화법을 이용해 화학적으로 뼈세포를 노출시킨 것이다.

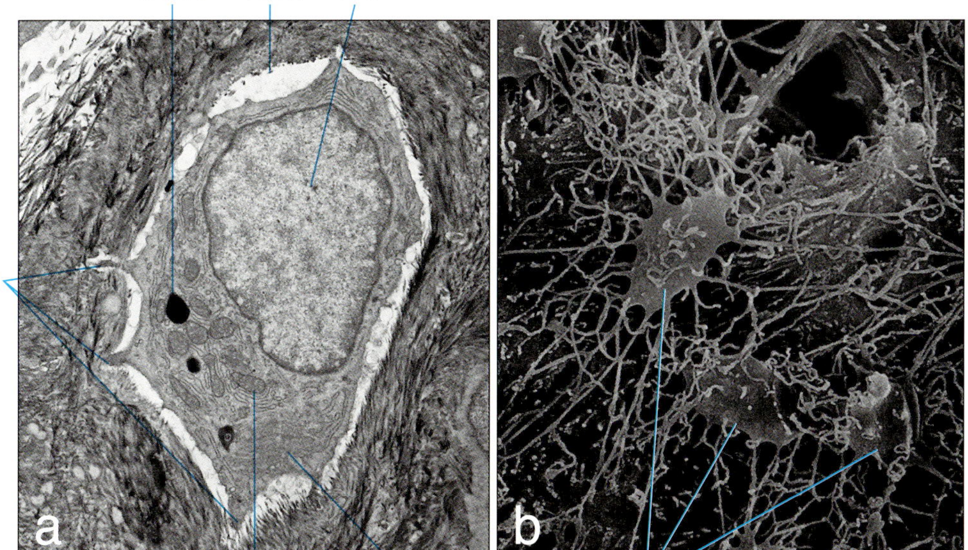

13 뼈흡수의 EM상(뼈파괴세포의 투과전자현미경상, ×6,250)

관찰포인트

1. 뼈를 흡수하는 거대다핵세포인 뼈파괴세포가 보인다.
2. 뼈파괴세포의 세포막이 뼈바탕질과 면한 쪽에서는 깊은 주름을 형성하여 나타나는 주름가장자리(ruffled border)가 관찰된다.

참고 1. 뼈파괴세포의 주름가장자리에서 수산화인회석 결정을 용해하는 염산과 아교질을 분해하는 효소가 분비된다.
2. 뼈파괴세포의 주름가장자리 주위를 폐쇄하듯이 밝은 띠가 형성되어 주름가장자리 아래에 산성의 미소(微小)환경을 만든다.

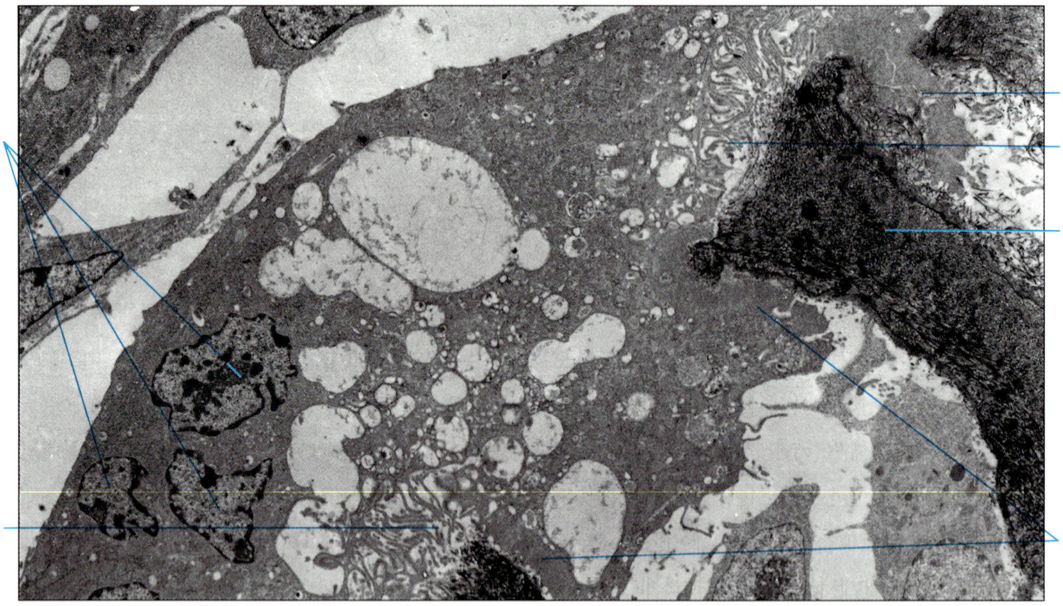

14 턱관절의 발생 I (태생 10주 사람 태아 머리의 시상단면, Azan염색)

관찰포인트

1. 관절돌기에 이차연골(관절돌기연골)이 출현하고 있다.
2. 관자뼈의 턱관절오목은 막성뼈발생이 진행되고 관절면은 편평하다.
3. 관절원반은 중앙부가 얇고 전방은 외측익돌근, 후방은 귀속뼈와 결합해 있다.
4. 턱관절공간은 관절원반에 의해 상관절공간과 하관절공간으로 나눠져 있다.

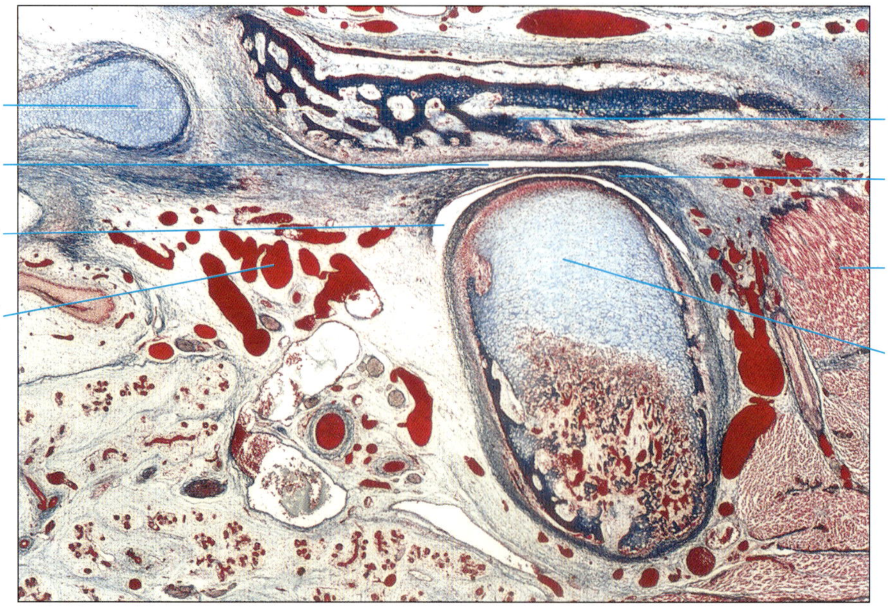

15 턱관절의 발생 Ⅱ (태생 10주 사람 태아 머리의 전두단면, H-E염색)

관찰포인트

1. 관절원반은 중앙부가 얇고 주변부가 두껍다.
2. 관절원반은 내 · 외측에서 관절낭에 부착되어 있다.

참고 관절돌기연골은 20세경까지 존속되며 아래턱뼈의 후상방으로 진행되는 성장과 밀접한 관계가 있다.

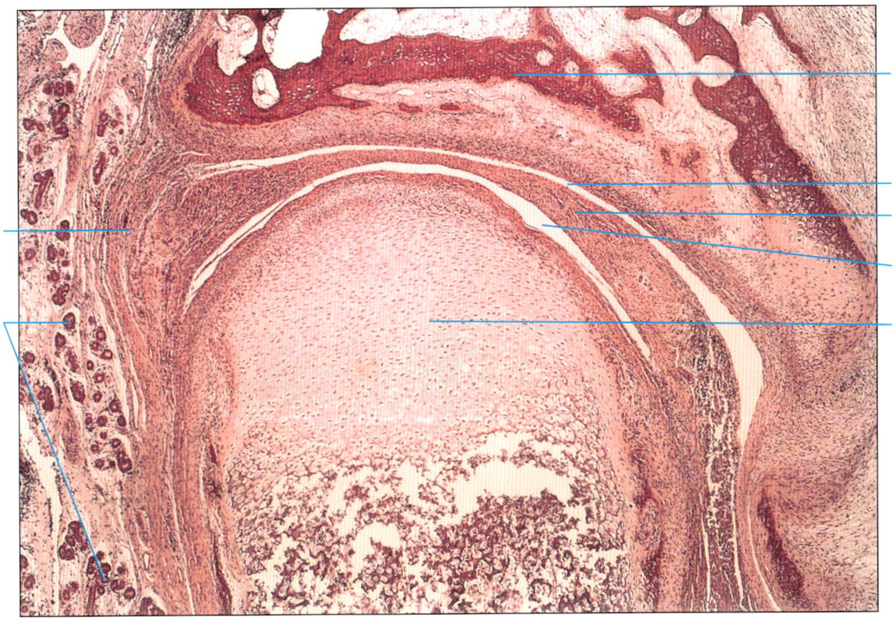

16 턱관절의 미세구조(성인 턱관절의 시상단면, 와이겔트의 철헤마톡실린에 의한 H-E염색)

관찰포인트

1. 턱관절오목과 관절돌기의 관절표면은 관절연골이 노출되지 않고 섬유성피막으로 덮여있다.
2. 턱관절오목과 관절돌기 사이에 관절원반이 관찰된다.
3. 관절원반은 섬유성 결합조직으로 구성되며 각 부위마다 두께가 다르다.
4. 가쪽날개근이 관절원반, 관절낭과 관절돌기에 부착되어 있다.
5. 관절원반 후부의 결합조직은 혈관, 지방이 풍부한 성긴 섬유성 결합조직이다.

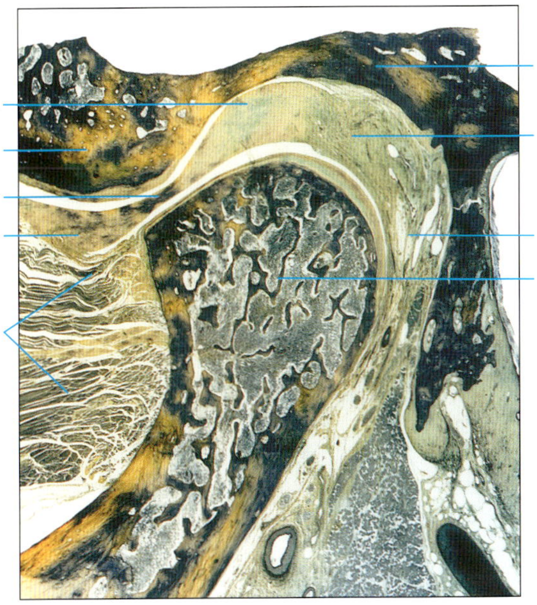

참고 턱관절의 관절원반은 섬유모세포, 아교섬유(제II형 아교질은 아니다), 소량의 탄력섬유로 이루어진 섬유성 결합조직이며 전부(전방비후부, anterior band), 중간부(중앙협착부, intermediate band), 후부(후방비후부, posterior band), 두겹대(bilaminar zone)의 4부위로 구별된다. 전부는 관절낭과 가쪽날개근에 결합한다. 중간부는 얇고 형태변화가 적은 부위이다. 후부는 두껍고, 턱운동에 의한 관절돌기의 위치에 따라 두께와 형태가 심하게 변하는 부위이며 아래턱뒤오목을 채우고 있는 성긴 섬유성 결합조직과 섞여있다. 두겹대는 상방에서 턱관절오목, 하방에서 관절돌기에 부착되어 있는 부위이다. 중앙부는 혈관이 결여되어 있지만 전부와 후부는 조밀한 모세혈관망을 보인다. 또한 신경은 관절낭 후방외측부에서 발달한 신경얼기를 만들고 관절낭에서 진입한 신경섬유는 원반 내에서 자유종말로써 종료된다.

17 관절돌기의 미세구조(성인 관절돌기의 전두단면, H-E염색)

관찰포인트

1. 관절돌기의 표면에서 섬유층(섬유성 결합조직), 증식층, 연골세포층, 석회화연골, 연골밑뼈의 각 층이 구별된다.

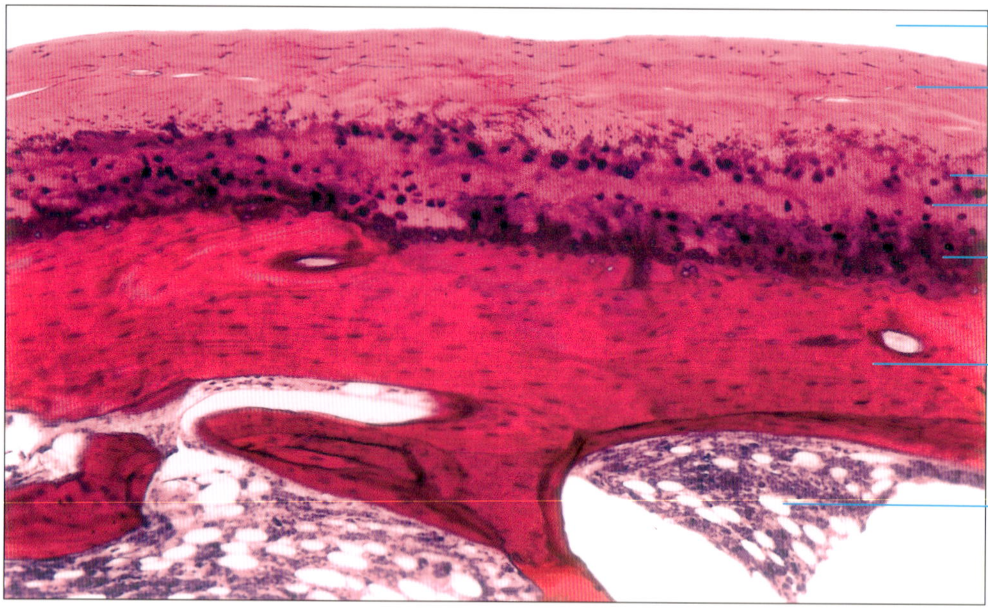

18 턱관절의 EM상 Ⅰ(관절원반의 투과전자현미경상, ×6,250)

관찰포인트

1. 치밀 섬유성 결합조직으로 이루어진 관절원반의 섬유성분으로 아교섬유와 탄력섬유가 관찰된다.
2. 섬유다발에 낀 섬유모세포가 관찰된다.

참고 1. 관절원반의 섬유성분으로 제 Ⅰ 형 아교질, 탄력섬유 및 미세원섬유(microfibril)가 있다.
2. 관절원반의 중앙부는 무혈관영역이다.

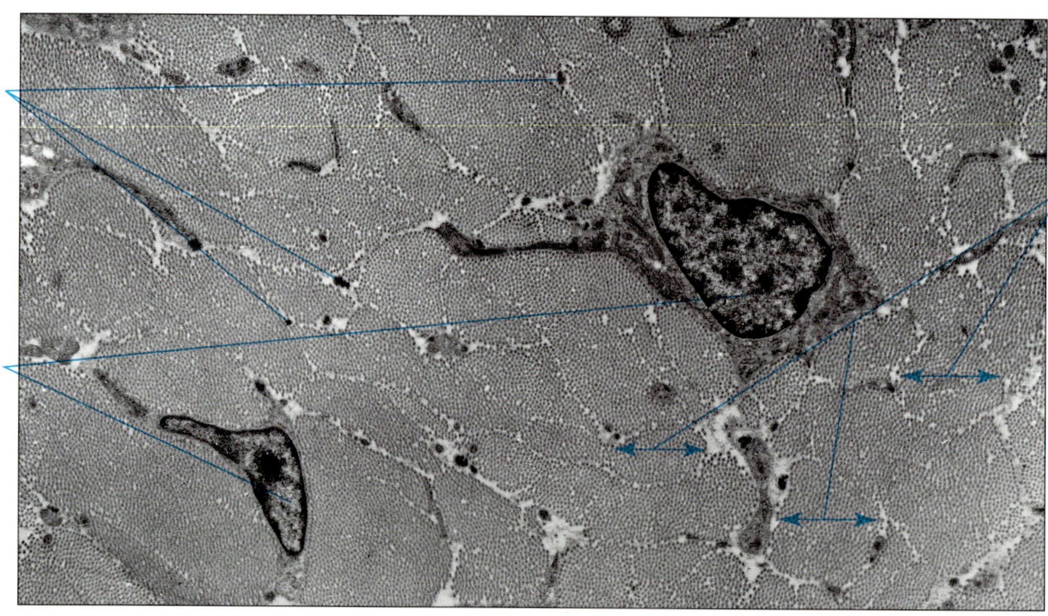

19 턱관절의 EM상 Ⅱ (관절낭 · 윤활막의 투과전자현미경상, ×6,250)

관찰포인트

1. 관절낭 · 윤활막에는 섬유모세포와 유사한 A형세포와 큰포식세포와 유사한 B형세포가 관찰된다.
2. 윤활막에는 모세혈관망이 관찰된다.

참고 윤활막의 표층을 덮는 세포를 윤활세포(synovial cell)라 하고, A형과 B형 2종류가 있다. A형세포(type A cell)는 과립세포질세망를 충분히 갖고 있는 섬유모세포이고 분비성 윤활세포(secretory synovial cell)라고도 불린다. 한편 B형세포(type B cell)는 세포질에 풍부한 용해소체를 갖고 포식작용을 하기 때문에 포식성윤활세포(phagocytic synovial cell)라고도 불린다.

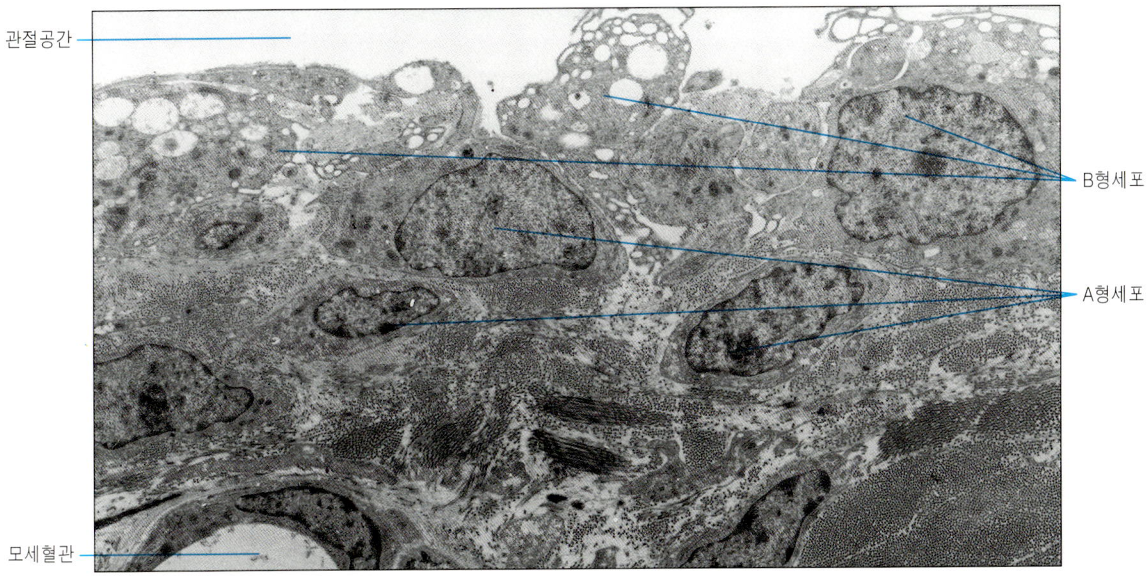

3 치아싹의 발생

20~28

〔개요〕

치아(tooth)와 치주조직(periodontium)의 발생은 치아싹(tooth germ)에서 유래한다. 치아싹은 법랑기관(enamel organ), 치아유두(dental papilla), 치아주머니(dental sac)로 구성된다. 한편 치아는 법랑질(enamel), 상아질(dentin), 치수(dental pulp), 시멘트질(cementum)로 구성된다. 치주조직은 시멘트질(cementum), 치주인대(periodontal ligament), 이틀뼈(alveolar bone), 잇몸(gingival, gum)으로 구성된다. 법랑질은 법랑기관에서, 상아질과 치수는 치아유두에서, 시멘트질, 치주인대, 이틀뼈, 잇몸은 치아주머니에서 유래한다.

1. 구강점막상피의 비후(일차상피띠의 형성)(development of the primary epithelial band)

태생 6주경, 장래의 젖니송곳니 위치에 있는 구강점막상피가 깊은층의 중간엽영역을 향해 비후, 증식한다. 이것이 치아발생의 최초 징후이다. 상피의 비후대는 위턱의 경우 안쪽코돌기와 위턱돌기, 아래턱은 아래턱돌기 내를 근원심방향으로 뻗어나가 전체적으로 말굽형이 된다. 이것을 일차상피띠(primary epithelial band)라 한다.

2. 치아판과 안뜰판의 형성(development of the dental lamina and vestibular lamina)

태생 7주경, 일차상피띠의 끝이 입술(볼)쪽 안뜰판(vestibular lamina[입술고랑띠, lip furrow band])과 혀쪽의 치아판(dental lamina)으로 나뉜다. 안뜰판은 표층에서 세포가 변성, 함몰되고 전체적으로 말굽형의 고랑이 되어 구강안뜰(oral vestibule)을 형성한다.

3. 치아싹의 발생(development of the tooth germs)

태생 7~8주에 걸쳐 치아판의 자유모서리 끝이 일정한 간격으로 부풀어 오른다. 이것이 초기 법랑기관(enamel organ)이다. 법랑기관 주위에는 중간엽세포(신경능선[neural crest] 유래의 외배엽성중간엽[ectomesenchyme])가 응집되고 이것이 이후 치아유두(dental papilla)가 된다. 법랑기관과 치아유두를 공통으로 둘러싸는 섬유성 결합조직이 형성된다. 이것이 치아주머니(dental sac)이다. 그리고 이들 세 가지가 치아싹(tooth germ)을 구성한다. 초기의 치아싹은 위 · 아래턱에 8개씩(즉, 젖니첫째어금니까지) 거의 동시에 발생한다. 법랑기관은 법랑질을, 치아유두는 상아질과 치수를, 치아주머니는 시멘트질, 치주인대, 이틀뼈, 잇몸을 형성한다. 치아싹 발생과정에 보이는 형태분화(morphodifferentiation)와 조직분화(histodifferentiation)는 법랑기관의 형태변화에 따라 순서대로 싹시기(bud stage), 모자시기(cap stage) 및 종시기(bell stage)로 나눌 수 있다.

1) 싹시기(bud stage)

태생 8~9주에 걸쳐 법랑기관의 형태는 단순한 싹모양이다. 이 시기를 싹시기라 한다. 법랑기관과 주위 중간엽조직은 활발하게 증식된다.

2) 모자시기(cap stage)

태생 9~10주에 걸쳐 발생이 진행되며 법랑기관의 형태가 꽃봉오리모양에서 모자모양 또는 술잔의 형태로 변화한다. 이 시기를 모자시기라 한다. 법랑기관의 형태분화와 함께 외면을 덮는 입방형의 세포로 이루어진 외법랑상피(outer enamel epithelium)와 함몰된 바닥면을 이루는 원주형 세포인 내법랑상피(inner enamel epithelium)가 구별된다. 모자시기 후기에 내・외법랑상피에 둘러싸인 법랑기관의 중심부는 세포간격이 확장되어 법랑질속질(enamel pulp[별그물조직, stellate reticulum])이 된다. 이 시기에 법랑기관은 조직분화를 보이는데 치아유두와 치아주머니에는 세포증식 이외에 두드러진 분화는 아직 관찰되지 않는다.

3) 종시기(bell stage)

태생 14주경 내・외법랑상피의 이행부(치아싹목고리, cervical loop)는 활발하게 증식되어 법랑기관 저면의 함몰은 한층 깊어지고 종의 형태가 된다. 이 시기를 종시기라 한다. 내법랑상피세포는 일단 길이가 길어지고 긴 원주상이 되어 핵은 근위측으로 편재한다. 내법랑상피세포의 근위측에는 2~3층의 편평한 세포로 이루어진 중간층(stratum intermedium)이 출현한다. 이를 통해 법랑기관의 네 가지 구성요소가 모두 갖추어지게 된다. 외법랑상피는 요철이 현저해지고 함몰부에는 풍부한 혈관의 분포가 관찰된다. 모자시기에서 종시기의 법랑기관에 법랑질결절(enamel knot), 법랑질끈(enamel cord) 및 법랑질함요(enamel niche) 등의 일시적인 구조가 나타난다. 치아유두에는 미세한 아교섬유가 나타나고 혈관이나 신경섬유도 관찰된다.

치아유두를 둘러싸는 치아주머니는 이 시기에 성숙되어 3층으로 구분된다. 내층은 혈관과 세포가 풍부하므로 혈관층(vascular layer)이라고도 불리며 치아유두와 법랑기관에 밀착된다. 외층은 섬유가 풍부하므로 섬유층(fibrous layer)이라고도 불리며 뼈표면에 밀착된다. 내층과 외층 사이 부분이 사이층(intervening layer)이며 이곳은 성긴 섬유성 결합조직으로 이루어져 있다. 엄밀하게 말하자면 시멘트질, 치주인대와 이틀뼈는 치아주머니의 내층(혈관층)에서 유래한다. 따라서 내층은 고유치아주머니(dental sac proper)라고도 불린다. 이에 비해 잇몸의 결합조직성분은 치아주머니의 사이층과 외측(섬유층)에서 유래한다.

태생 16주경 종시기의 후기가 되면 상피와 중간엽의 상호작용(epithelial-mesenchymal interaction)의 결과, 치아유두 최표층의 세포는 상아질모세포(odontoblast)에, 내법랑상피세포는 법랑질모세포(ameloblast)로 분화한다. 그리고 상아질모세포가 상아질의 형성을 시작하고 약간 늦게 법랑질모세포가 법랑질의 형성을 시작한다. 경조직의 형성이 시작되면 그 부분의 법랑기관 법랑질속질이 현저하게 축소되고 외법랑상피와 법랑질모세포가 근접한다. 세포분화, 경조직의 형성은 절단면 또는 교두정에 대응하는 부위부터 시작된다.

4. 치아판의 변화(changes in the dental lamina)

싹시기에서 모자시기까지의 치아싹은 치아판의 거의 끝에 위치하는데 종시기가 되면 치아판의 외측, 즉 입술(볼)쪽에 위치하게 된다. 동시에 치아판과 법랑기관 사이에 중간엽조직이 진입해 치아싹과 치아판의 결합이 약화되고 치아싹은 치아판에서 외측으로 뻗어 나간 상피끈(외측치아판, lateral dental lamina)과 결합하게 된다. 이때 치아판, 외측치아판과 치아싹에 둘러싸인 부분은 중간엽조직으로 채워져 있는데 이것을 법랑질함요라 한다. 그후 외측치아판이 사라지면 치아싹은 한참동안 결합다리(connecting bridge)에 의해 치아판과 결합하고 있다.

상아질이나 법랑질의 형성이 시작될 즈음 치아판은 서서히 붕괴된다. 끊어진 치아판의 단편은 편평상피에 둘러싸이고 일부가 각질화되어 양파와 같은 층판구조를 갖게 된다. 이것을 상피진주(epithelial pearl)라 한다. 대부분은 자연스럽게 흡수되어 소실되지만 일부가 생후에도 남아 비대화되고 치은점막하에 황백색의 작은 덩어리로 남게 되기도 한다.

5. 계승치의 발생(development of the successional teeth)

태생 16주경 치아판의 끝이 법랑기관과의 결합부인 결합다리를 지나 더 깊은쪽으로 뻗어나간다. 이것을 계승치아판(successional lamina)이라 한다. 계승치아판는 젖니 치아싹의 혀쪽에 위치하며 이후 끝이 부풀어 계승치의 법랑기관이 출현한다. 그 주위에 중간엽세포가 응집하고 계승치아싹(successional tooth germ)이 만들어진다.

6. 큰어금니의 발생(development of the permanent molars)

가생치(accessional tooth, additional tooth)인 큰어금니의 치아판 발생은 계승치의 치아판과 차이가 있다. 즉 큰어금니의 치아판은 그 부위의 구강점막상피가 중간엽영역으로 증식하는 것이 아니라 젖니 어금니의 치아판이 구강점막하에서 원심측으로 뻗어나가면서 형성된다. 따라서 큰어금니는 계승치열에 속하지 않고 젖니열에 속하는 것으로 이해한다.

7. 치관의 형성(crown formation)

앞에서 설명한대로 태생 16주경 종시기 후기가 되면 상피와 중간엽이 상호작용한 결과 치유두 최표층의 세포는 상아질모세포(odontoblast)로, 내법랑상피세포는 법랑질모세포(ameloblast)로 분화한다. 그리고 부가성장의 양식으로 상아질모세포가 상아질의 형성을 시작하고 다소 늦게 법랑질모세포가 법랑질의 형성을 시작한다. 모세포에 의한 경조직의 두께 증대와 함께 두 모세포 사이의 거리는 멀어진다. 따라서 치아싹의 내법랑상피와 치아유두의 경계면은 미래의 상아질법랑질접합(dentinoenamel junction)을 나타낸다. 경조직의 형성은 절단면이나 교두정에 대응하는 미래의 상아질법랑질접합으로부터 미래의 치아목부위로 진행되어 간다.

8. 치근의 형성(root formation)

치관의 형성이 미래의 법랑질시멘트질접합(치아목선, cervical line)까지 도달하면 내 · 외법랑상피의 2층으로 이루어진 세포층이 치근끝쪽으로 연장되어 치아유두를 껍질처럼 둘러싼다. 이것을 Hertwig상피뿌리집(Hertwig's epithelial sheath)이라 한다. 치아유두 최표층의 세포는 내법랑상피의 연장인 상피뿌리집 내층의 세포와 상호작용한 결과 상아질모세포로 분화되어 치근상아질이 형성되기 시작한다. 치근상아질의 형성과정은 치관상아질과 기본적으로 동일하지만 형성속도는 치관상아질보다 다소 늦다. 치근상아질이 형성되어 가면 바닥막이 소실됨과 동시에 상피뿌리집을 구성하는 세포의 세포사이결합이 약해지고 상피뿌리집이 분리된다. 이어 치아주머니의 세포에서 분화한 시멘트질모세포(cementoblast)가 분리된 부분의 치근상아질 표면과 접촉해 그곳에 시멘트질을 형성한다. 상피뿌리집의 분리는 치아목부위에서 순차적으로 시작되는데 끝부분은 미래의 치근끝단에 도달할 때까지 계속 늘어난다. 분리된 상피뿌리집은 적은 수의 세포가 섬모양의 집단으로 치주인대 속에 남게 된다. 이것을 Malassez상피세포잔존물(epithelial rests of Malassez)이라 한다.

단근치의 상피뿌리집은 치근끝까지 스커트 모양으로 늘어져 상피뿌리집 끝의 구멍(상피구멍)은 1개이고, 치근상아질은 치관상아질의 연속적인 연장부로서 형성된다. 그러나 다근치의 경우는 상피뿌리집의 일부에서 미래의 치근의 개수와 일치한 개수의 상피성 치근사이돌기가 상호 접근하는 방향으로 연장된 결과 상피구멍이 2~3개 된다. 이렇게 Hertwig상피뿌리집은 치근의 형태와 개수를 결정하는 데 중요한 기능을 한다.

여러 개의 치근을 형성할 때 미래의 치근분지부에는 상피성 치근사이돌기가 유도한 상아질모세포에 의해 치관상아질에서 독립한 상아질의 섬, 즉 치수아래엽(subpulpal lobe)이 만들어진다. 치수아래엽은 그후 치관상아질과 유합해 치수실바닥(floor of the pulp chamber)이 되는데 이 영역의 상아질세관의 밀도나 주행에는 특징적인 미세구조가 관찰된다.

20 구강점막상피의 비후(태생 6주 사람 태아 머리의 전두단면, H-E염색)

관찰포인트

1. a: 위턱돌기와 아래턱돌기에 구강점막상피의 비후가 관찰된다.
2. b: 구강점막상피가 증식해 일차상피띠가 형성되어 있다. 유사분열상도 관찰된다.

참고 1. 일차상피띠의 위치는 위턱이 아래턱보다 외측에 출현하는데 주의.
2. H-E염색표본에서는 선명하지 않지만 상피와 중간엽 사이에 바닥막이 존재하는데 주의.

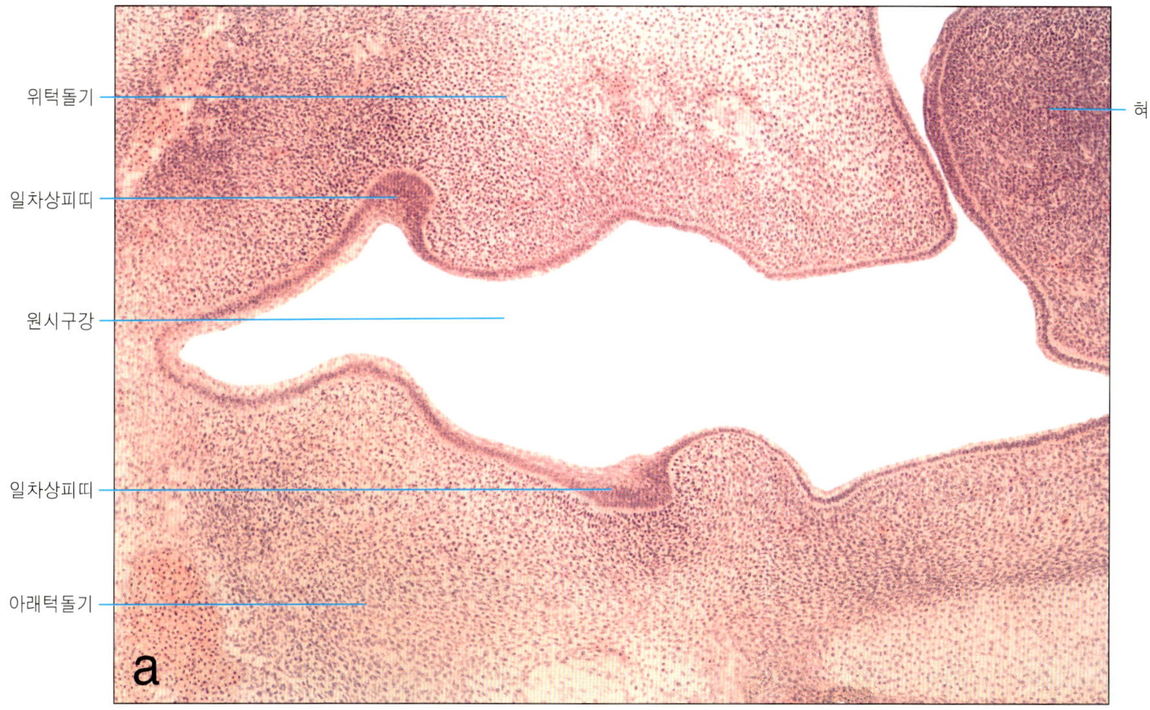

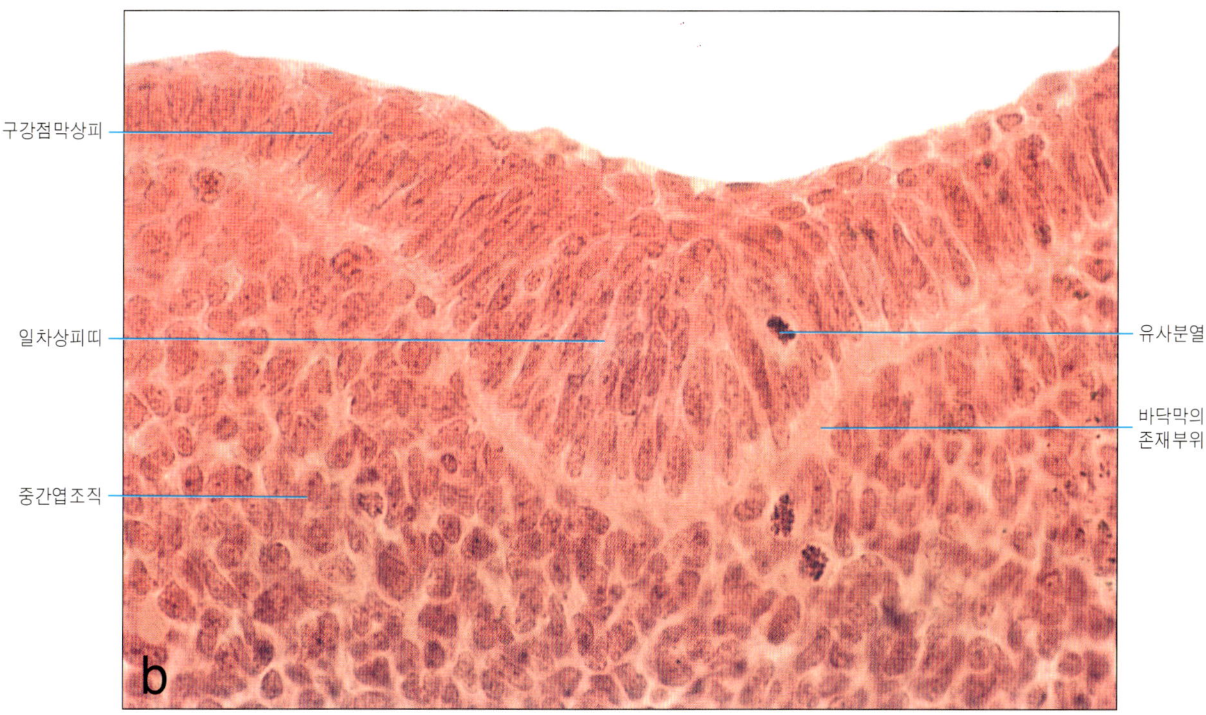

21 치아판과 안뜰판의 발생(태생 7주 사람 태아 머리의 전두단면, H-E염색)

관찰포인트

1. 일차상피띠의 끝이 둘로 나뉘고 혀쪽 치아판과 입술(볼)쪽 안뜰판로 분리되어 있다.
2. 치아판 주위에는 중간엽세포의 응집이 시작되고 있다.

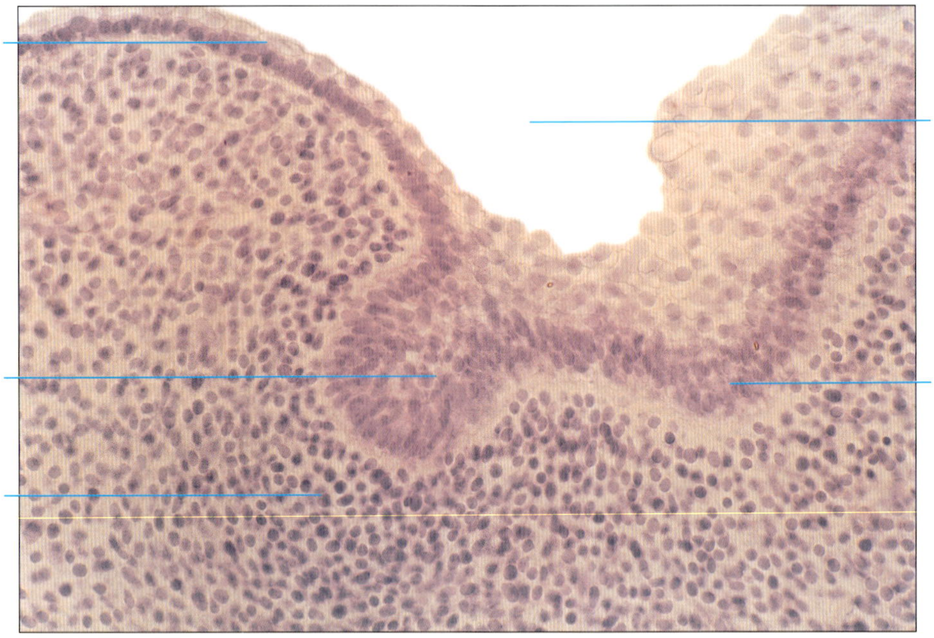

22 싹시기의 치아싹(태생 8주 사람 태아 머리의 시상단면, H-E염색)

관찰포인트

1. 치아판의 끝이 부풀어 법랑기관이 형성되어 있다
2. 그 주위에 중간엽세포의 밀집이 관찰된다.

참고 1. 이 두 가지를 모두 싹시기의 치아싹이라 한다.
2. 이 시기에 치아주머니는 아직 선명하지 않다

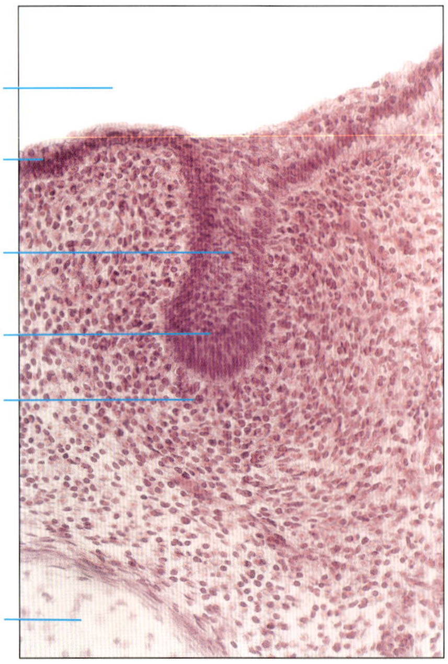

23 모자시기의 치아싹(태생 10주 사람 태아 머리의 전두단면, a: H-E염색, b: Azan염색)

관찰포인트

1. a: 법랑기관과 치아유두를 둘러싸는 치아주머니가 발생해 치아싹의 구성요소가 갖추어졌다.
2. a: 법랑기관에 일시적 구조인 법랑질결절이 관찰된다.
3. b: 조직분화와 형태분화의 결과, 법랑기관은 모자형태로 변하고 내・외법랑상피, 법랑질속질의 구별이 가능하다.

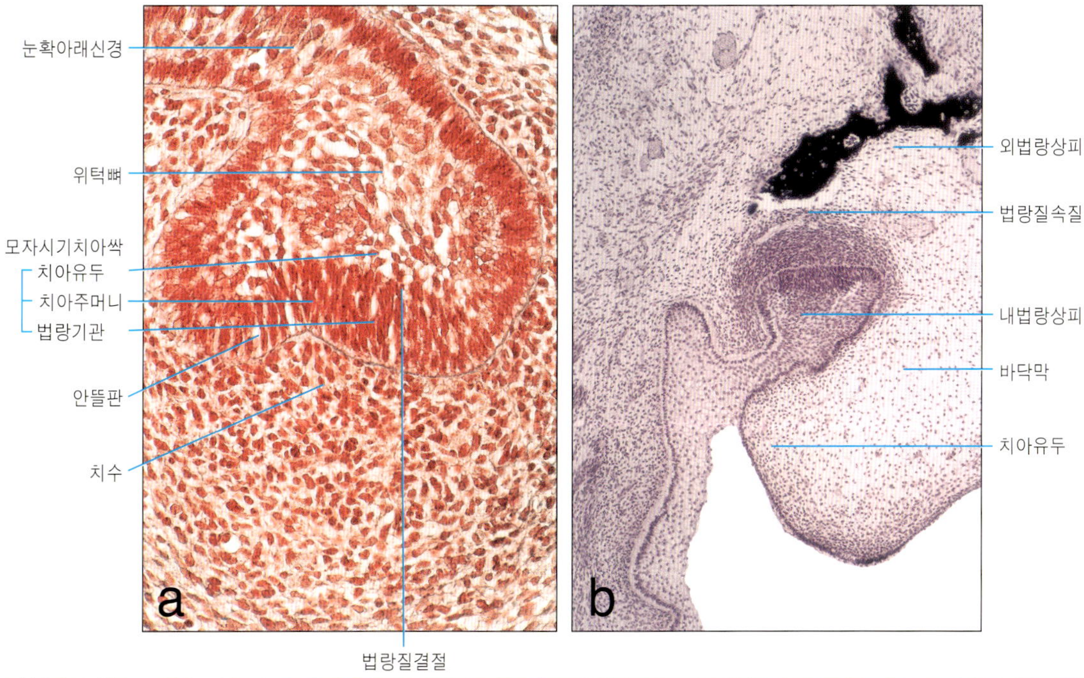

24 종시기 전기의 치아싹(태생 14주 사람 태아 머리의 전두단면, H-E염색)

관찰포인트

1. a: 중간층이 출현하고 법랑기관의 네 구성요소가 갖추어져 있다.
2. b: 외측 치아판, 법랑질함요, 결합다리와 계승치아판이 관찰된다.
3. c: 일시적 구조인 법랑질끈이 관찰된다.

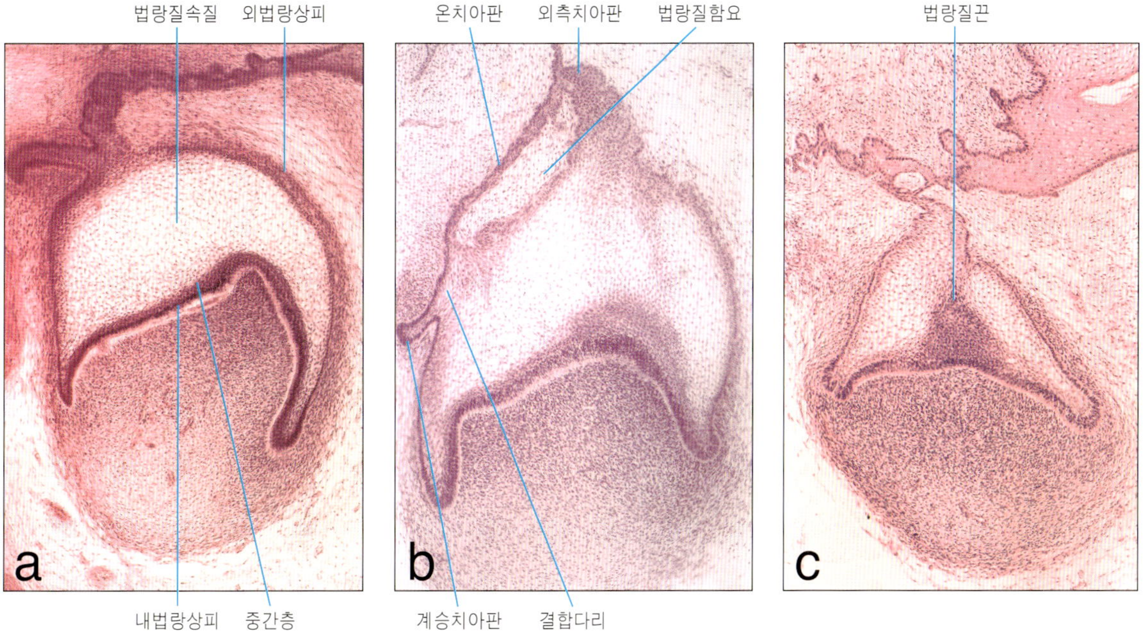

25 종시기 후기의 치아싹(태생 14주 사람 태아 머리의 시상단면, H-E염색)

관찰포인트

1. a: 치관부에 법랑질과 상아질의 형성이 진행되고 있다.
2. a: 법랑질과 상아질은 모두 절단부에서 가장 두껍고 치아목을 향해 갈수록 얇아지고 있다.
3. a: 젖니의 혀쪽에 발생중인 계승 간니의 치아싹(계승치아싹)이 관찰된다.
4. b: 치아목부위의 저배율 사진으로, 좌측부터 초기 치수, 상아질모세포, 풋상아질, 상아질, 법랑질, 법랑질모세포, 중간층 및 법랑질 속질이 관찰된다.

참고

1: 간니의 치아싹은 젖니의 혀쪽에 형성된다는 것을 이해한다.
2: 태생 18주경 종시기 후기에 경조직의 형성이 시작된다.
3: 경조직의 형성은 절단모서리나 교두정에 해당하는 부위에서 시작되며 장래의 치아목을 향해 진행된다는 것을 이해한다.
4: 상아질이 최초에 형성되고 다소 늦게 법랑질의 형성이 시작된다는 것을 이해한다.
5: 치관의 완성은 가장 빠른 것이 젖니 안쪽앞니이며 생후 1.5~2.5개월이다.
6: 표본의 혀쪽부위의 법랑질과 상아질 사이에 표본제작시 인공산물인 공간이 관찰된다. 이것은 법랑질과 상아질의 결합이 그다지 튼튼하지 않다는 것을 말해준다.

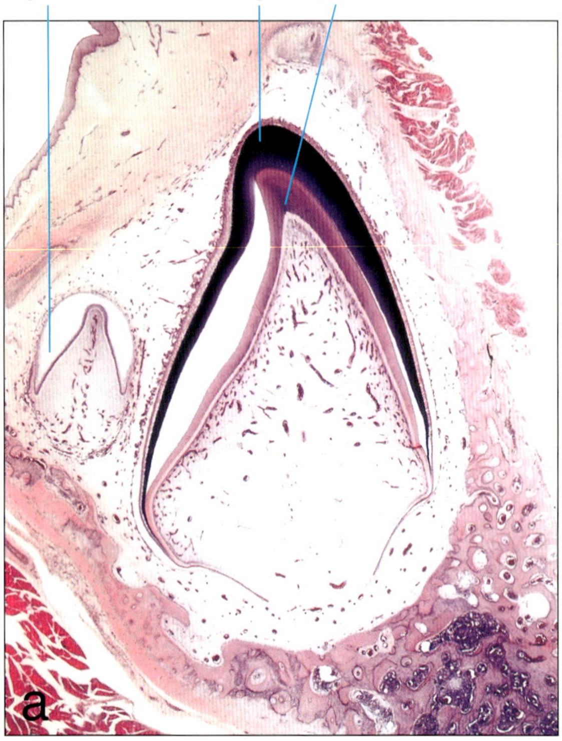

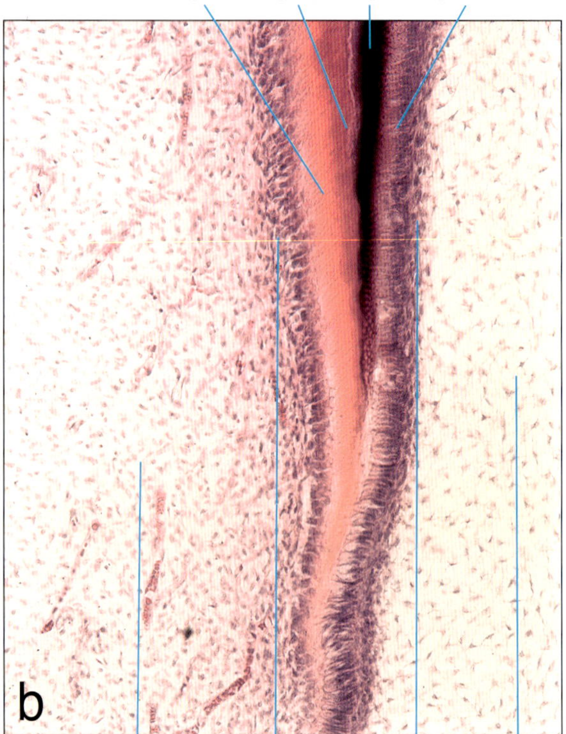

26 큰어금니의 발생(태생 17주 사람 태아 아래턱의 근원심단면, H-E염색)

관찰포인트

1. 젖니 둘째어금니의 원심방향에 간니 첫째큰어금니의 치아싹이 발생하고 있다.

참고 큰어금니의 치아판은 젖니의 치아판이 구강점막하에서 원심측으로 뻗어 나아가 만들어진다. 따라서 큰어금니는 계승치열에 속하는 것이 아니라 젖니열에 속하는 것으로 이해된다.

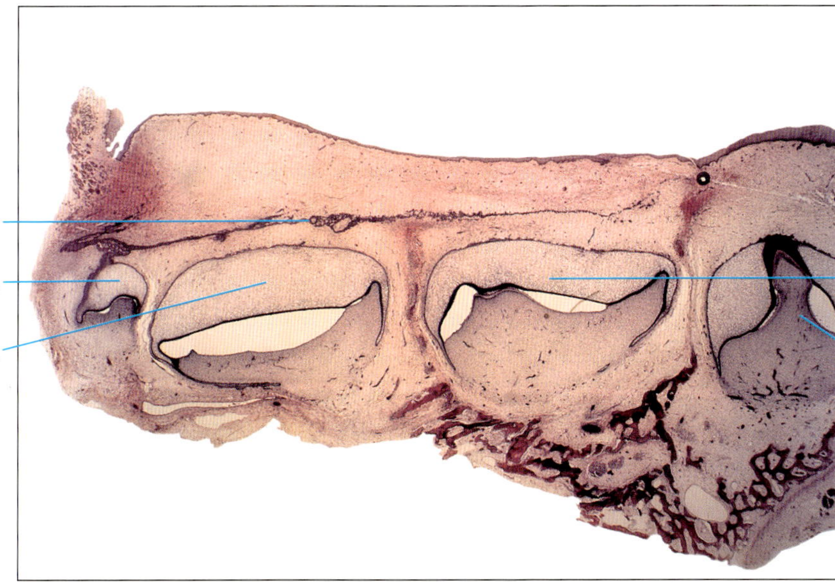

27 치관의 형성(치아싹의 탈회절편표본, H-E염색)

관찰포인트

1. 치관의 경조직이 상당히 형성된 치아싹의 표층에서 순서대로 퇴축된 법랑기관, 법랑질, 법랑질상아질접합, 상아질, 풋상아질, 상아질모세포 및 초기 치수가 관찰된다.
2. 염색이 되지 않는 법랑질의 영역이 법랑질의 깊은층에서 얕은층을 향해, 또한 치관꼭대기에서 치아목쪽을 향해 확대되고 있다.

참고
1. 치관의 경조직은 부가성장에 의해 두께가 증가한다. 여기에서는 상아질이나 법랑질이 어느 방향으로 두께가 증가하는지를 이해한다.
2. 상아질과 법랑질의 형성이 미래의 법랑질시멘트질접합(치아목선)까지 도달하면 치근형성이 시작된다.
3. 이 표본은 탈회 후에도 법랑질이 남아 있으므로 이 시기의 법랑질은 유약하고 광화정도가 낮다는 것을 엿볼 수 있다.

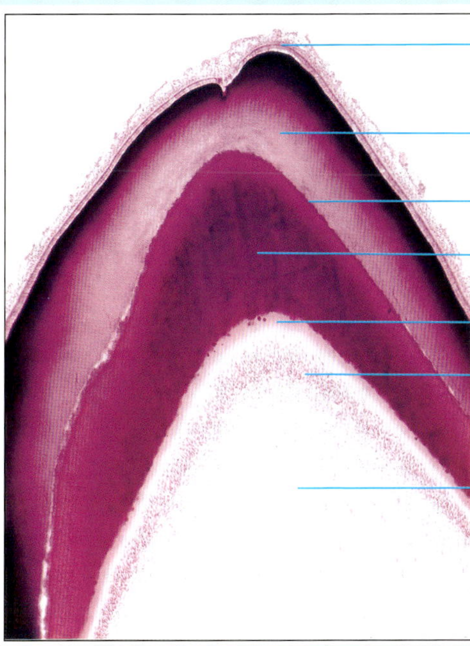

28 치근의 형성(a, b 모두 치아싹의 탈회절편표본, H-E염색)

관찰포인트

1. a: 내 · 외법랑상피에 의해 구성되는 Hertwig상피뿌리집이 관찰된다.
2. b: 치아목쪽은 Hertwig상피뿌리집에 의해 유도된 상아질모세포에 의한 치근상아질의 형성이, 또한 그 표면에 시멘트질모세포에 의한 시멘트질의 형성이 관찰된다.
3. b: 치근끝쪽에서는 치근끝쪽으로 성장하고 있는 Hertwig상피뿌리집이 관찰된다.

참고
1. Hertwig상피뿌리집은 치근의 상아질모세포나 시멘트질모세포의 분화를 유도함으로써 치근의 형태와 개수를 결정하는 기능이 있다.
2. 찢어진 Hertwig의 상피뿌리집은 Malassez상피세포잔존물이 되어 치주인대에 남아있다.

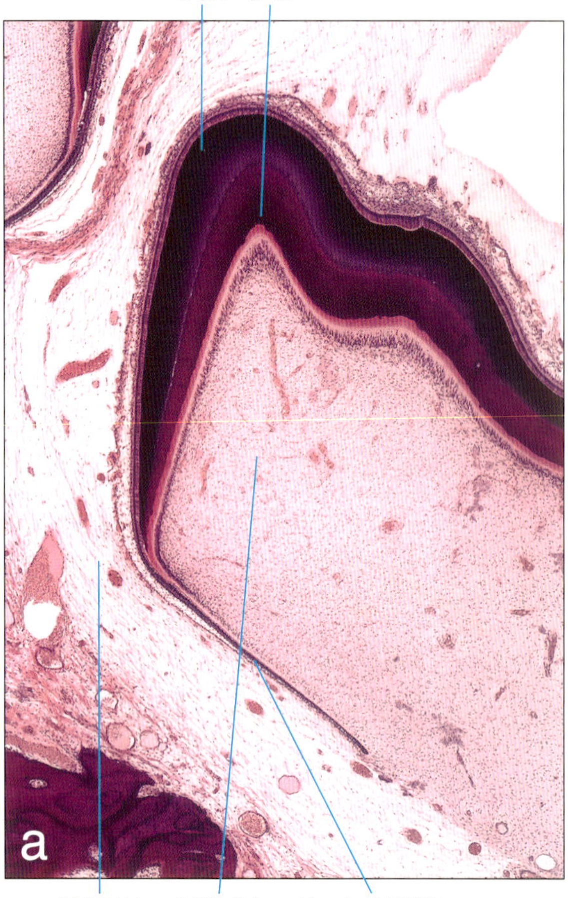

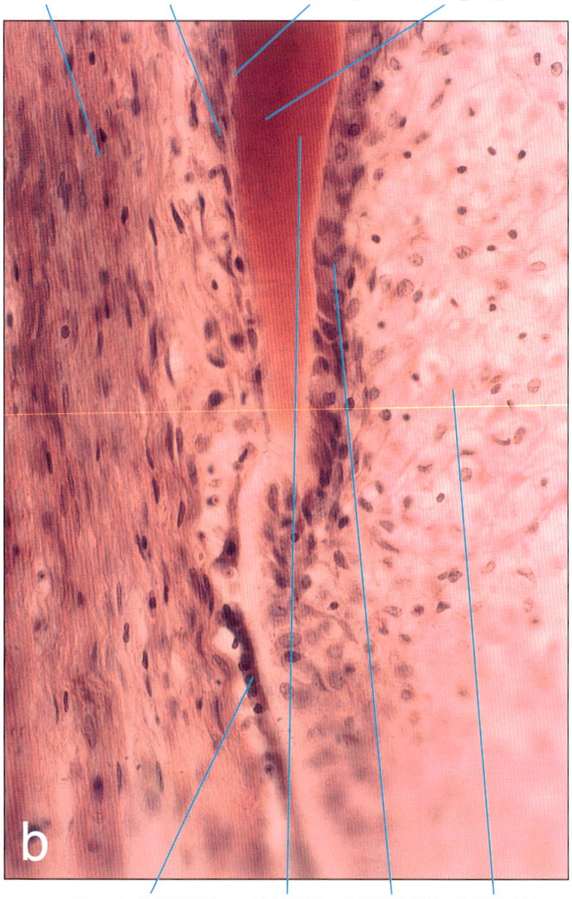

4 치아와 치주조직의 구성

29~30

〔개요〕

치아(tooth)는 법랑질(enamel), 상아질(dentin), 시멘트질(cementum) 및 치수(dental pulp)로 구성된다. 앞의 세 가지는 기질에 수산화인회석(hydroxyapatite)의 결정이 침착해 석회화되어 있으므로 그것들을 치아의 3경조직이라 한다. 치수는 상아질에 둘러싸인 치수강(pulp cavity)을 채우는 섬유성 결합조직(fibrous connective tissue)이고 석회화되지 않은 연조직이다.

치아는 턱뼈에 박혀 저작기능을 담당한다. 치근이 들어 있는 턱뼈의 함몰부를 이틀(alveolar socket)이라 하고, 그 주위벽을 이틀뼈(alveolar bone)라 한다. 이틀뼈와 시멘트질 사이의 좁은 간격을 치주인대공간(periodontal space)이라 하며, 섬유성 결합조직인 치주인대(periodontal ligament)로 채워져 있다. 치주인대의 섬유다발은 한쪽 끝이 시멘트질에, 다른 쪽 끝이 이틀뼈에 Sharpey섬유(Sharpey' s fiber)의 형태로 박혀서 치아를 턱뼈에 연결하고 있다. 치아와 턱뼈의 결합양식을 못박이관절(gomphosis)이라 한다. 또한 잇몸(gingiva[gum])은 치아목부위와 이틀능선(alveolar crest)을 표면에서 덮는 구강점막의 일부이다. 이렇게 시멘트질, 치주인대, 이틀뼈 및 잇몸으로 구성되는 치주조직(periodontium)은 치아를 주위에서 지지한다. 시멘트질은 치아의 조직이며 동시에 치주조직이기도 한다.

치아는 그 외형에서 법랑질로 덮여있는 치관(crown of the tooth[tooth crown])과 시멘트질로 덮여 있는 치근(root of the tooth[tooth root])으로 구별되며 서로의 이행부를 치아목(neck of the tooth[tooth neck])이라 한다. 또한 내부에는 상아질이 치관과 치근에 걸쳐 분포하고 치아의 주체를 이루고 있다. 상아질은 계통발생학적으로 가장 오래되었기 때문에 상아질이 있는 치아를 참치아(true tooth)라 부르고 각질치아(horny tooth)와 구별한다. 상아질로 뒤덮인 치아의 중심부에 치수강이 있고 연조직인 치수가 들어 있다. 다만 일반 연마표본은 제작과정에서 치수가 파괴, 탈락되므로 관찰할 수 없는 경우가 많다. 치수강은 치근끝구멍(apical foramen)을 매개로 치주인대공간(periodontal space)과 연락한다.

법랑질은 그 중량의 95% 이상이 무기질로 구성되어 있으므로 탈회(decalcification)되어 용해, 소실된다. 따라서 법랑질의 미세구조를 관찰할 때는 보통 연마표본(ground section)을 사용한다.

상아질은 해부학적 위치를 기준으로 치관상아질(coronal dentin)과 치근상아질(root dentin)로 구별된다. 또한 초기에 형성된 표층부를 외피상아질(mantle dentin), 심층부를 치수주위상아질(circumpulpal dentin)이라 한다. 치근이 완성될 때까지 형성된 상아질을 일차상아질(primary dentin), 그 이후에 형성된 부분을 이차상아질(secondary dentin)이라 한다.

시멘트질은 세포의 유무에 따라 무세포시멘트질(acellular cementum)과 세포시멘트질(cellular cementum)로 구별된다. 전자는 치아목쪽 1/2~2/3에, 후자는 치근끝쪽 1/2~1/3에 분포한다. 치관상아질과 법랑질의 경계를 법랑질상아질접합(enamel-dentin junction, dentinoenamel junction)이라 하고, 치근상아질과 시멘트질의 경계를 시멘트질상아질접합(cement-dentin junction, dentinocementum junction)이라 한다. 그리고 법랑질과 시멘트질의 경계를 법랑질시멘트질접합(enamel-cement junction, cementoenamel junction)이라 한다.

다근치는 치수강의 형태도 다소 복합해진다. 치수강의 경우 치관측에서 넓게 확대된 부분은 치수실(pulp chamber)이라 하고 치근쪽의 가늘고 긴 부분은 치근관(root canal)이라 한다. 단근치에서는 양자의 경계가 불분명하다.

치수실의 경우 교두를 향해 돌출된 부분은 치수각(horn of the pulp chamber)이라 한다. 또한 치수실과 치근관과의 이행부인 치근관의 입구를 치근관입구(orifice of the root canal)라 한다. 치근관이 뻗어가는 동안 치근관에 거의 직각방향으로 분지하는 치근관옆가지(lateral canal)를 내고 치근끝부위에서는 여러 개로 분지하는 치근끝분지(apical ramifications)를 보인다.

치수실을 둘러싸는 상아질벽의 경우 교합면쪽의 천정을 이루는 부분은 치수실덮개(occlusal wall of the pulp chamber), 이에 대응하는 바닥부분을 치수실바닥(floor of the chamber)이라 한다.

29 치아의 세 경조직과 치수강(a: 앞니, 연마표본의 세로단면, 헤마톡실린염색, b: 큰어금니, 연마표본의 세로단면, 무염색)

관찰포인트

1. a: 앞니에서는 법랑질, 상아질, 시멘트질, 치수실, 치수각, 치근관, 치근끝구멍, 법랑질상아질접합, 법랑질시멘트질접합, 시멘트질상아질접합이 관찰된다.
2. b: 큰어금니에서는 법랑질, 상아질, 시멘트질, 치수실, 치수실덮개, 치수실바닥, 치수각, 치근관입구, 치근관, 치근끝구멍, 법랑질상아질접합, 법랑질시멘트질접합, 시멘트질상아질접합이 관찰된다.

참고 1. 앞니와 큰어금니의 연마표본을 비교 관찰해 치아의 대부분을 이루는 상아질, 치관표면을 덮는 법랑질과 치근표면을 덮는 시멘트질 세 경조직의 외형과 해부학적 위치를 이해한다.
2. 연마표본에서는 연조직인 치수는 소실되지만, 치수를 담고 있던 치수강의 형태는 쉽게 이해된다.

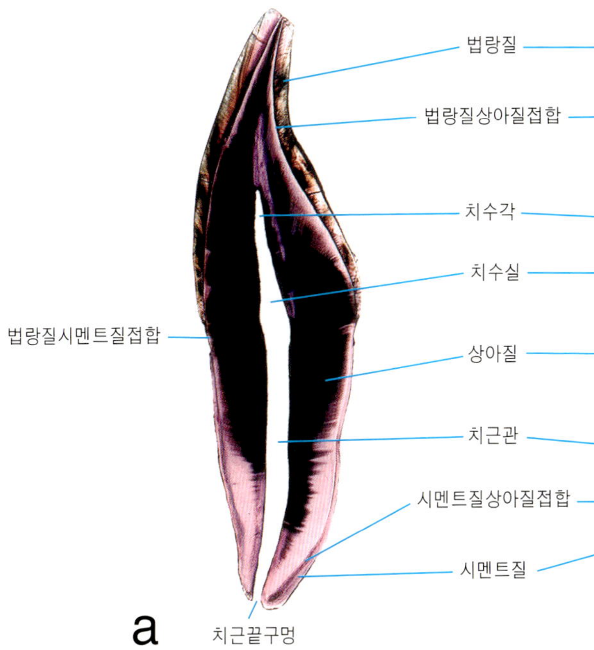

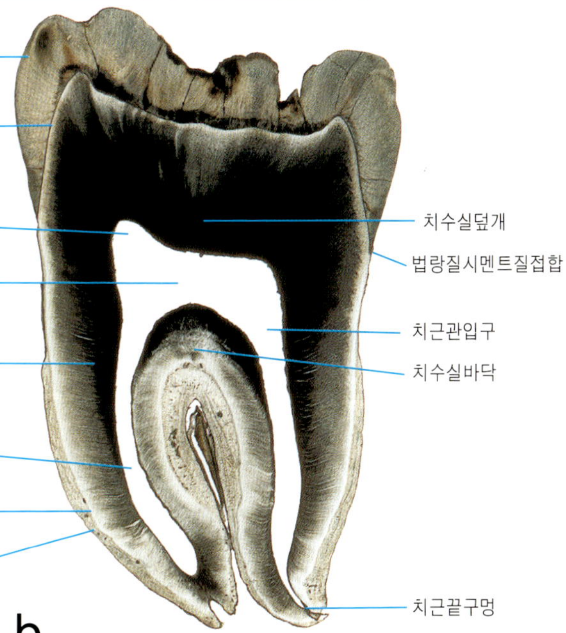

30 치주조직의 구성(아래턱 어금니부위의 근원심단 연마표본)

관찰포인트

1. 치주조직인 시멘트질, 치주인대, 이틀뼈 및 잇몸이 관찰된다.

참고 1. 각 치주조직의 상호위치관계, 치아목부위에서 치아와 치주조직의 결합상태를 잘 이해한다.
2. 기능치아에서 법랑질은 탈회과정중 빠져나가므로 표본을 관찰할 때는 항상 법랑질의 존재와 윤곽을 염두에 두는 것이 중요하다.

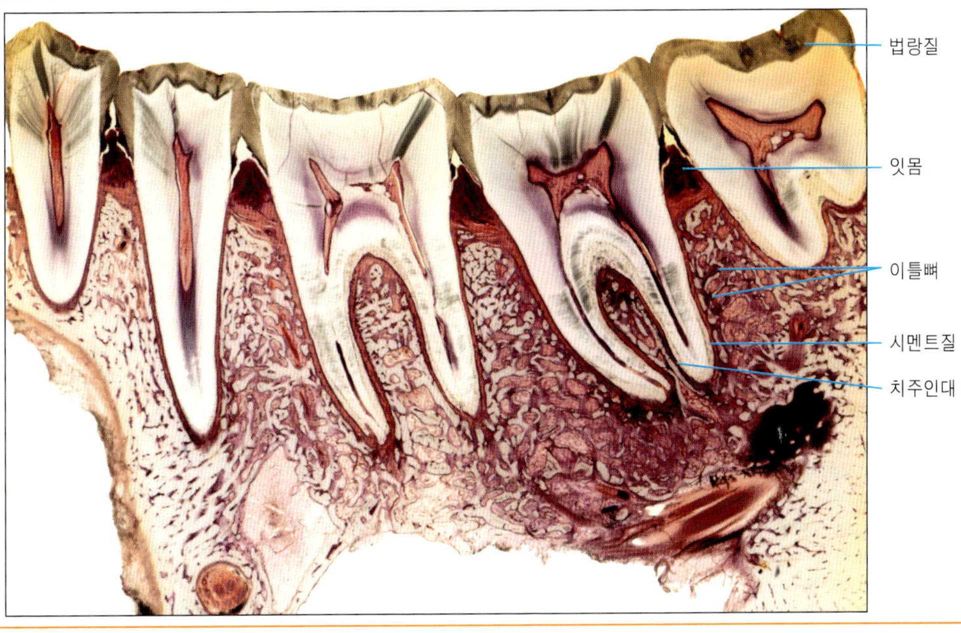

5 상아질의 발생과 미세구조

31~48

〔개요〕

상아질(dentin)은 중배엽성 기원의 경조직이다. 치질 대부분의 용적을 차지하여 치아의 주체를 이루며 치아 외형의 기초가 된다.

1. 상아질의 발생(development of the dentin〔dentinogenesis〕)

상아질의 형성은 치아의 세 경조직 중에서 가장 빠르게 시작하고 종시기 후기, 치아유두세포에서 분화한 상아질모세포에 의해 진행된다. 치아유두 표층에서 일렬로 배열하는 상아질모세포는 긴 원주형이며 바닥막을 향해 돌기가 나와 있다. 핵은 근위측에 편재하고 단백합성을 위한 골지장치(Golgi apparatus), 과립세포질세망(rough surfaced endoplasmic reticulum) 등의 세포내 소기관(cell organella)이 핵의 원위측에 배열되어 극성(polarity)을 보인다.

상아질모세포는 아교섬유(collagen fiber)를 주성분으로 하는 미석회화의 풋상아질(predentin)을 형성하고 이어 수산화인회석(hydroxyapatite) 결정이 침착해 진행되는 석회화(calcification)에 관여한다. 석회화한 상아질과 풋상아질의 경계를 석회화전선(mineralization front)이라 하고, 풋상아질의 형성과 석회화에 관한 상세한 내용은 치아 부위에 따라 다르므로 별도로 기재한다.

1) 치관부 외피상아질의 발생(development of the coronal mantle dentin)

이 영역의 풋상아질을 구성하는 아교섬유는 가늘고 바닥막에 수직으로 배열되어 있다. 상아질모세포는 1개의 돌기를 바닥막을 향해 직각으로 내보내고 있는데 세포체는 미숙해 길이가 짧고 세포간격은 넓다. 상아질모세포 사이에는 직경이 두꺼운 아교섬유, 즉 von Korff섬유(von Korff fiber)가 관찰된다. 풋상아질이 10~20㎛ 두께로 형성되면 바닥막 바로 아래에 바탕질소포(matrix vesicle)가 나타나고 석회화가 시작된다. 상아질의 최초 결정은 바탕질소포 내에 출현한다. 이윽고 소포의 막이 파괴되어 결정이 소포밖으로 나와 주위 아교섬유에 침착되어 석회화소구(calcospherite)를 형성한다. 이어 석회소구는 크기가 증가하고 서로 유합되어 석회화 상아질(mineralized dentin)을 형성한다. 이 상아질을 외피상아질이라 하고 이러한 석회화양식을 바탕질소포성 석회화(matrix vesicle calcification)라 한다.

2) 치관부 치수주위상아질의 발생(development of the control circumpulpal dentin)

외피상아질의 형성이 종료되면 치수주위상아질이 형성된다. 이 시기의 상아질모세포는 길이가 40~60㎛에 달하며 세포소기관도 발달해 충분히 성숙된다. 인접세포와의 접착도 발달해 세포간격이 줄어든다. 바탕질의 아교섬유는 직경이 작으며, 상아질세관에 직각 방향으로 뻗는 아교섬유는 주가 되지만, 상아질모세포 사이에서 풋상아질을 향해 뻗어 나아가는 von Korff섬유는 직경이 감소하지만 여전히 존재한다. 석회화는 첨가적 석회화(appositional calcification)이고 구상석회화(spherical calcification)와 판상석회화(linear calcification)로 구별된다. 이 영역은 상아질의 형성속도가 빠르고 석회소구도 크다. 또한 석회소구의 유합부전에 의한 석회소구사이상아질(interglobular dentin)도 관찰된다.

3) 치근부 외피상아질의 발생(development of the root mantle dentin)

치근부 외피상아질의 발생양식은 치관부 외피상아질과 비교해 상당한 차이가 있다. 즉 이 영역의 상아질모세포는 치관부 외피상아질에 비해 하나의 두꺼운 돌기를 형성하기보다는 여러 개의 가는 돌기가 바닥막과 평행하게 나온다. 세포체의 길이는 짧고 세포간격도 좁다. 아교섬유는 가늘고 바닥막에 평행하게 주행하는 것이 많다. 석회화는 치관부 외피상아질과 마찬가지로 바탕질소포에 의해 시작되는데 시작부위는 바닥막에서 치아유두측으로 약 1㎛되는 부위이며 표층에 석회화되지 않은 풋상아질이 한참동안 남는다. 이 영역은 Hopewell-Smith의 투명층에 해당된다.

4) 치근부 치수주위상아질의 발생(development of the root circumpulpal dentin)

이 영역의 상아질의 발생양식은 치관부 치수주위상아질과 거의 동일하다. 다만 석회소구사이상아질은 적다.

2. 상아질의 미세구조(fine structure of dentin)

1) 상아질세관(dentinal tubule)

상아질모세포는 풋상아질의 치아유두측에 일렬로 배열하고 구심적으로 후퇴하면서 상아질을 층상으로 두껍게 형성한다. 그때 Tomes섬유(Tomes' fiber; 상아질섬유[dentinal fiber])라 불리는 하나의 원형질돌기를 상아질바탕질(dentinal matrix) 내에 남기면서 후퇴한다. 그 결과 상아질은 상아질섬유가 들어 있는 가는 관, 즉 상아질세관(dentinal tubles)에 의해 관통된다. 상아질세관의 직경은 치수측에서 3~4㎛, 표층에서 약 1㎛이다. 개수는 치수측에서 60,000~70,000개/mm^{2}인데 표층에서는 체적이 증가하므로 단위면적당 개수는 절반이 된다. 주행은 치수강을 중심으로 방사상이며 치관부와 치근부에서 거의 직선으로 주행하는데 치아목부위에서는 완만한 S자 커브를 그린다. 이것을 일차만곡(primary curvature)이라 한다. 또한 높은 배율로 관찰하면 상아질세관이 짧은 주기의 파상주행을 보인다. 이것을 상아질세관의 이차만곡(secondary curvature)이라 한다. 뻗어 나아가는 도중에 많은 옆가지(lateral branch)를 내고 표층에서는 여러 개의 끝가지(terminal branch)로 끝난다. 옆가지의 빈도는 치근부에서 더 높다. 상아질세관의 내벽에 이차적으로 형성된 상아질은 세관주위상아질(peritubular dentin, 세관내상아질[intratubular dentin])이라 하고 아교섬유는 매우 적고 고도로 석회화되고 있다. 이외의 상아질을 세관사이상아질(intertubular dentin)이라 한다.

2) 상아질의 성장선(incremental lines of dentin)

상아질모세포에 의한 상아질의 형성은 활동기와 휴지기가 상호 반복되면서 리드미컬하게 진행된다. 그 결과 기질의 아교섬유의 분포가 주기적으로 성김과 밀집이 반복되고 그와 관련되어 석회화 정도에 변화가 오므로 상아질에 다양한 성장선이 형성된다.

(1) von Ebner성장선(lines of von Ebner)

von Ebner성장선(lines of von Ebner)은 바탕질섬유 배열의 주기적 변화에 기인하는 성장선이며, 치아 외형과 거의 일치하고 상아질세관과 직각으로 교차하며 주행한다. 이 선은 거의 4㎛ 간격의 규칙적인 주기로 출현하며 상아질이 하루에 만들어지는 양과 동일하므로 "상아질의 1일주기 성장선(daily incremental line of dentin)"이라고도 불린다. 이 선의 약 20㎛마다, 5일 주기로 두껍게 강조된 선을 일본에서는 Andresen선(lines of Andresen)이라 불렀는데 von Ebner성장선과 성립요인, 주행이 동일하며 이것이 von Ebner성장선의 일종이라 생각되어 구미 교과서에는 거의 소개되고 있지 않다.

(2) Owen외형선(contour lines of Owen)

Owen외형선(contour lines of Owen[Owen contour line])은 2종류로 구별한다. 한 가지는 상아질세관의 이차만곡이 인접세관과 연속되어 나타나는 경우, 다른 한 가지는 상아질 형성과정에서 석회화불량에 의해 나타나는 경우이다. 오늘날 Owen외형선이라 하면 후자를 가리킬 때가 많다. 석회화불량으로 나타나는 선은 무염색 연마표본에서 어둡게 관찰되는데 작은 석회소구사이상아질의 연속적인 배열로 관찰되기도 한다. 어쨌든 치아 외형과 일치해 주행하는데 출현빈도와 주기는 불규칙하다.

(3) 신생아선(neonatal line)

신생아선(neonatal line)은 출생시 대사장애로 인해 형성 중인 상아질에 하나만 출현하는 저석회화선이며, 치아 외형과 일치하는 주행을 보인다. 성립요인과 주행에서 Owen외형선의 일종이라 생각된다. 모든 젖니와 제1큰어금니의 상아질과 법랑질에서 관찰된다.

(4) 석회소구외형선(calcoglobulin contour)

석회소구외형선(calcoglobulin contour)는 석회화 진행과정에서 발생하는 성장선이며, 구상석회화부에서는 포물선 모양이 모인 지문형태를, 판상석회화부에서는 직선적인 평행선이 모인 형태를 보인다. 약 2㎛ 간격의 규칙적인 주기에서 출현하고 상아질의 성장선중 가장 주기가 짧다.

3) 석회소구사이상아질(interglobular dentin)

석회소구사이상아질(interglobular dentin)은 상아질의 구상석회화가 진행될 때 석회소구의 유합부전이 원인이 되어 미석회화 또는 저석회화 상태로 남겨진 상아질이다. 석회소구의 모서리가 그리는 동그란 모양에 의해 불규칙한 윤곽을 나타낸다. 치관상아질에서 외피상아질과 치수주위상아질의 이행부 부근에서 많이 관찰된다. 석회소구사이상아질을 관통하는 상아질세관은 세관주위상아질이 형성되지 않기 때문에 다른 부위의 상아질세관보다 내경이 넓다.

4) 석회소구사이그물(interglobular net)

석회소구사이그물(interglobular net)은 석회소구가 서로 완전히 유합되어 그 부위가 고도로 석회화된 것으로, 탈회절편에서 염색되어 전체적으로 그물형태를 보인다. 치근상아질에서 선명하게 관찰된다.

5) Tomes과립층(granular layer of Tomes)

Tomes과립층(granular layer of Tomes)은 다수의 불규칙한 외형을 갖는 과립상 구조물의 밀집대이며 시멘트질상아질접합에서 약 10㎛ 떨어진 치근상아질 표층에 위치하고 있다. 과립의 실체는 소규모 석회소구사이상아질이나 상아질세관의 말단이 팽창된 것이다.

6) Hopewell-Smith의 투명층(hyaline layer of Hopewell-Smith)

Hopewell-Smith의 투명층(hyaline layer of Hopewell-Smith)은 치근상아질 표층의 치근부 외피상아질에 해당되는 영역이며 시멘트질상아질접합과 Tomes과립층에 끼인 폭이 약 10㎛인 층을 말한다. 상아질세관이 분포하지 않는 균질한 무구조 형태로 석회화도는 높다.

7) 이차상아질(secondary dentin)

이차상아질(secondary dentin)은 치근 완성 이후에 형성된 상아질을 말하며 지금까지 형성된 일차상아질과 구별된다. 이차상아질은 치수강벽 전체에 걸쳐 생리적 환경하에서 형성되는 규칙적인 이차상아질(regular secondary dentin; 생리적 이차상아질[physiological secondary dentin])과, 과도한 교모, 잇솔질, 우식 및 와동형성(cavity preparation) 등 치아 외부자극이 원인이 되어 치수강벽에 국소적으로 형성되는 불규칙한 이차상아질(irregular secondary dentin)로 나눌 수 있다. 불규칙 상아질은 수복상아질(reparative dentin), 보철상아질 또는 삼차상아질(tertiary dentin)이라 불린다.

규칙적 이차상아질의 미세구조는 일차상아질과 거의 동일하지만 상아질세관의 경우 일차상아질과의 경계에서 급격하게 구부러진다. 이 굴곡선을 분계선(demarcation line)이라 한다. 원칙적으로 치수강의 벽 전체에 형성되는데 치수각, 치수실덮개, 치수실바닥, 치근관입구에는 현저하게 형성된다. 또한 분계선은 상아질세관의 일차 만곡주행에 기인하는 성장선이며 Schreger선(Schreger' s stripe)의 일종이기도 하다.

불규칙 이차상아질은 상아질세관의 주행과 배열이 불규칙하고 크고 작은 만곡이나 파상주행을 보이거나 경과 중에 상아질세관의 소실이 관찰되어 전체적으로 수가 적다. 또한 바탕질 내에 상아질모세포나 혈관이 매입되거나 석회소구사이상아질이 발달하기도 한다.

앞에서 설명했듯이 자극을 받은 치아의 연마표본에서 상아질은 광선에 대해 불투과성인 검은 띠를 보이게 된다. 여기에는 상아질세관 내에 타액이나 조직액에서 유래한 석회염이 침착하는 경우와 상아질섬유가 퇴축해 속이 비게 된 상아질세관 내에 공기가 들어간 경우가 있는데 후자를 사로(dead tract)라 한다.

8) 투명상아질(transparent dentin)

투명상아질(transparent dentin)은 연마표본을 투과광으로 관찰할 때 완전히 무구조로 투명하게 관찰되는 상아질 영역이다. 정상적인 생리적 상황에서는 나이가 들면서 치근끝부분 상아질에 발생하는 경우와 우식, 교모 및 치질결손 등의 다양한 병리적 상황에서 치관상아질이나 치아목부위 상아질에 발생하는 경우가 있다. 투명화는 상아질세관의 내강이 다른 상아질 영역과 거의 동일한 굴절률의 석회화물에 의해 폐쇄되어 발생한다.

31 치관상아질의 발생(a: 종시기 후기의 치아싹, H-E염색, b: 치아싹의 탈회절편표본, H-E염색, c: 치아싹의 탈회절편표본, 절편은도금)

관찰포인트

1. a: 장래의 절단모서리나 교두정에 대응하는 법랑질상아질접합에 치관상아질의 형성이 관찰된다.
2. b: 상아질모세포에 의해 아교섬유를 주체로 하는 풋상아질이 형성되고 석회화전선부근에 석회소구가 관찰된다.
3. c: 상아질모세포의 세포사이에 von Korff섬유가 관찰된다.

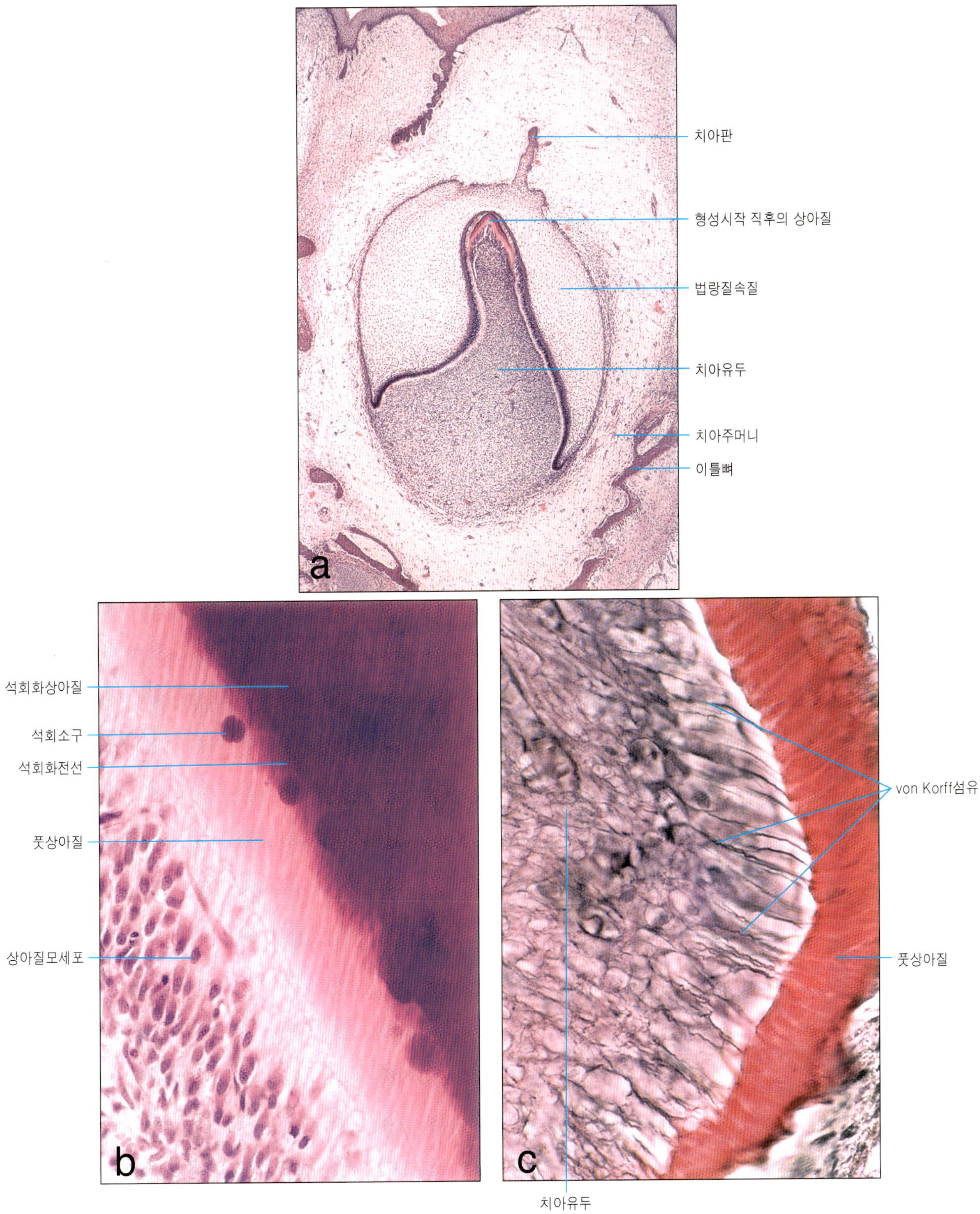

32 상아질모세포의 EM상 Ⅰ (상아질모세포 전체의 투과전자현미경상, ×2,400)

관찰포인트

1. 상아질모세포는 긴 원주상 세포외형을 보이며 핵은 세포체의 근위측에 위치하고 중앙부의 세포질에 발달한 골지장치를 갖고 있다.
2. 세포체의 원위측에는 복합결합장치가 있고 원위부에서 상아질세관을 향해 하나의 세포돌기가 나와 있다.
3. 상아질모세포층에는 창모세혈관이 분포하고 있다.
4. 상아질모세포와 접촉한 석회화되지 않은 풋상아질이 있으며, 또한 석회화된 상아질도 관찰된다.

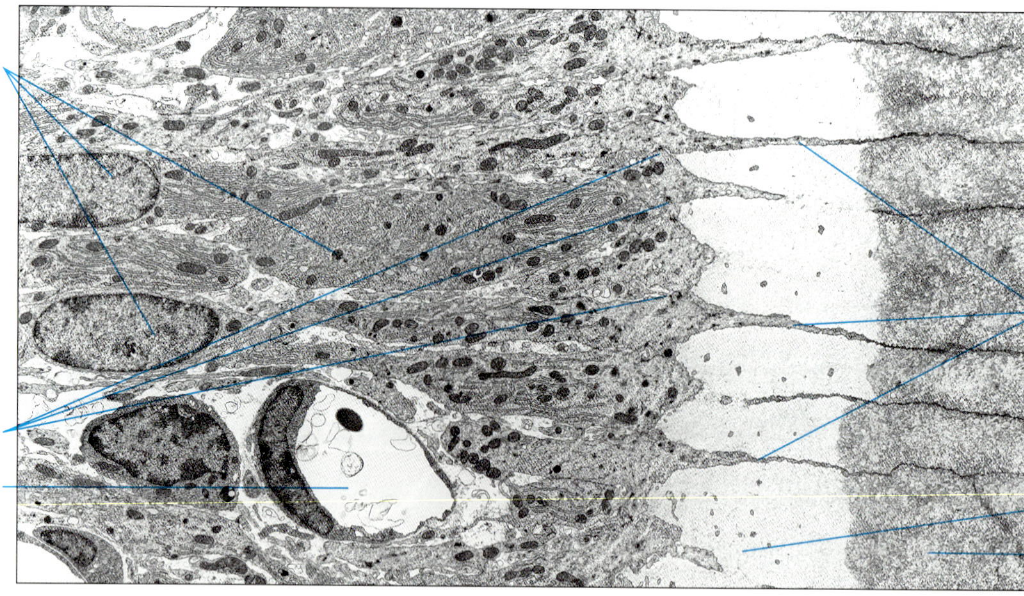

33 상아질모세포의 EM상 Ⅱ (상아질모세포 골지장치 부위의 투과전자현미경상, ×37,500)

관찰포인트

1. 상아질모세포의 골지장치 부위에는 풍부한 과립세포질세망, 골지수조와 골지소포, 농축공포(골지공포)로 구성되고 발달한 골지장치, 뭇소포체, 미세관, 미세섬유 등의 단백합성 · 수송계의 세포내 소기관이 관찰된다.
2. 농축공포 내에는 풋아교질(procollagen)의 미세섬유가 관찰된다.

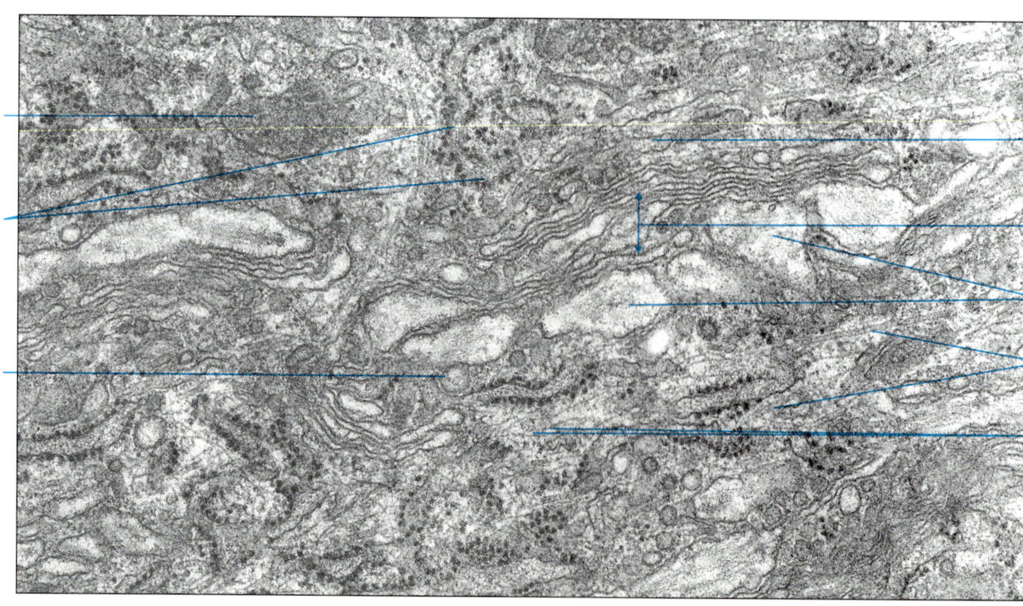

34 상아질모세포의 EM상 Ⅲ (a: 상아질모세포 세포체의 주사전자현미경상, ×4,400; b: 상아질세관내 세포돌기의 주사전자현미경상, ×1,800)

관찰포인트

1. 상아질모세포의 세포체 원위측에서 퍼져가는 세포돌기가 관찰된다.
2. 상아질모세포의 세포체와 세포돌기에 결합하는 민말이집신경섬유가 관찰된다.
3. 풋상아질에 아교섬유다발이 관찰된다.
4. 상아질세관 내에 세포돌기와 그 옆가지가 관찰된다.

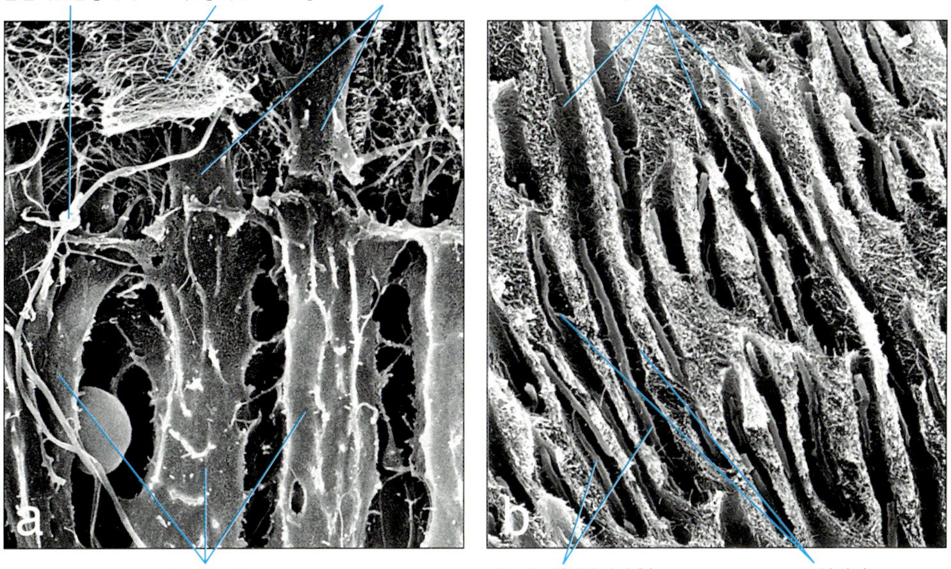

35 치근상아질의 발생(치아싹의 탈회절편표본, H-E염색)

관찰포인트

1. 상아질 외면에 시멘트질모세포가 관찰되고 그곳에 시멘트질을 만들어 첨가하고 있다.
2. 치수 최외층의 상아질모세포는 편평에서 입방형의 외형을 보인다.

참고 1. 치근부 외피상아질이 형성될 때에는 von Korff섬유가 관찰되지 않는다.
2. 치근부 외피상아질의 석회화는 최표층이 아니라 1㎛ 정도 깊은 부위에서 발생한다.

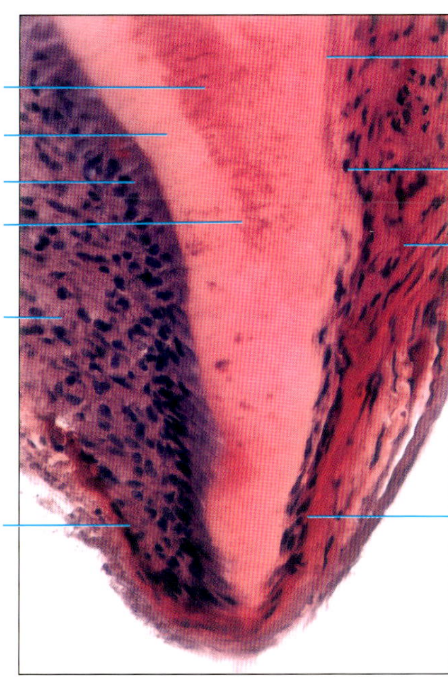

36 상아질세관의 주행(사람 소구치, 세로단면 연마표본, 무염색)

관찰포인트

1. a: 상아질세관은 치수강을 중심으로 거의 방사상으로 주행하고 있다.
2. a: 치아목부위의 상아질세관은 S자 만곡을 그리고 있다.
3. b: 치관부 상아질세관을 고배율로 관찰하면 상아질세관의 이차만곡이 관찰된다.

참고 1. 치아목부위에서 상아질세관의 S자 만곡을 일차만곡이라 한다.
2. 인접하는 상아질세관의 이차만곡이 연속적으로 관찰되는 경우 전체적인 주행은 치아 외형과 일치한다.

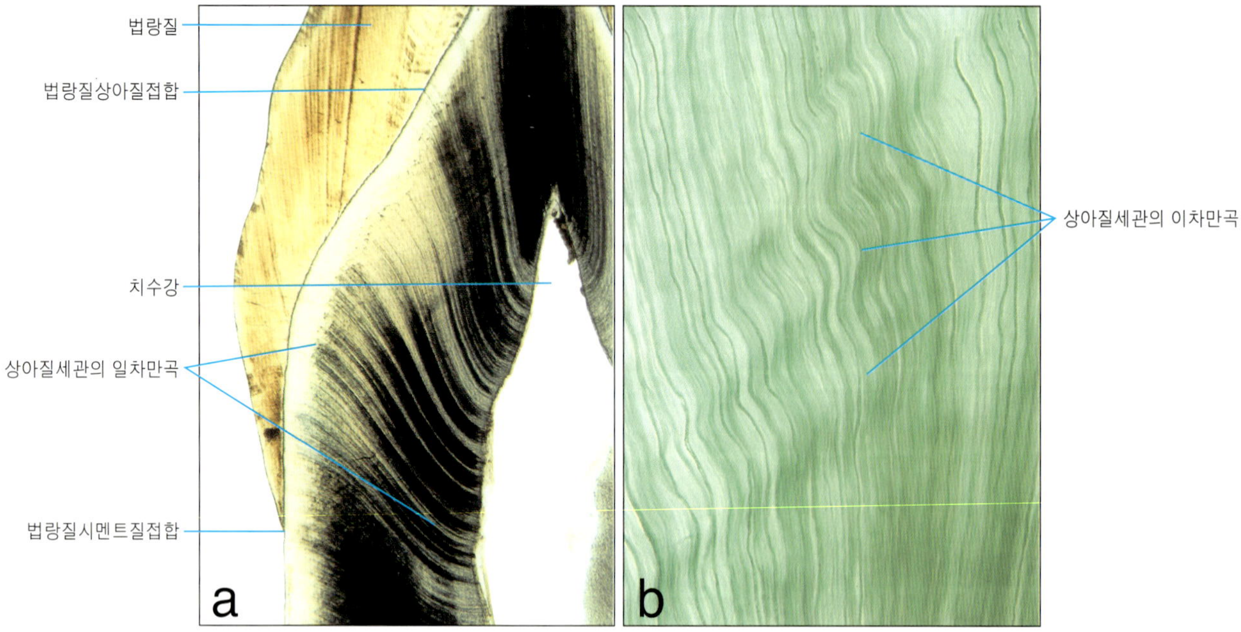

37 상아질세관의 세로단면과 가로단면(a: 치관상아질의 탈회절편, 티오닌 · 피클린산염색; b: 치관상아질의 연마표본, 헤마톡실린염색)

관찰포인트

1. a: 상아질세관의 옆가지와 끝가지를 관찰할 수 있다.
2. b: 세관사이상아질과 세관주위상아질, 상아질세관을 관찰할 수 있다.

참고 1. 치관상아질과 치근상아질에서 상아질세관의 끝가지와 옆가지의 빈도와 형태를 관찰하고 그 차이점을 이해한다.
2. 상아질세관과 세관주위상아질, 세관사이상아질의 위치관계를 이해한다.
3. 세관주위상아질은 상아질세관의 주위를 늘 균등한 두께로 감싸고 있는 것은 아니다.

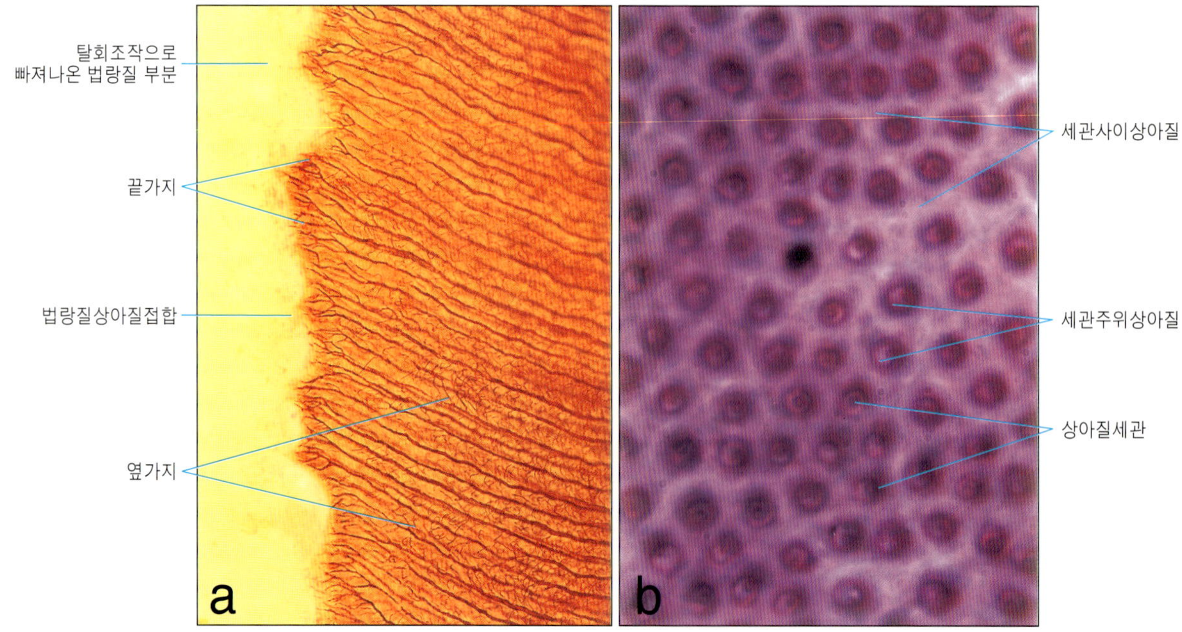

38 von Ebner성장선(치관상아질의 절편 은도금표본, 탈회표본)

관찰포인트

1. 약 4㎛의 규칙적인 주기를 보이는 von Ebner성장선이 관찰된다.
2. von Ebner성장선 5개마다(약 20㎛ 간격) 강조된 선이 관찰된다.

참고 1. von Ebner성장선은 상아질의 성장선이며 상아질의 형성양이 하루에 4㎛라는 것을 말해준다.
2. von Ebner성장선 5개마다 강조된 선을 오래된 참고서에는 Andresen선으로 기재되어 있다.

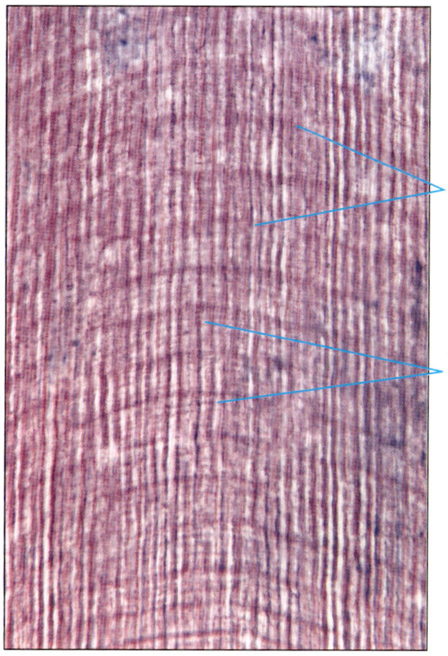

39 Owen외형선(소구치, 무염색 연마표본)

관찰포인트

1. 광선에 불투과성인 Owen외형선이 관찰된다.

참고 Owen외형선은 어둡게 보이는 석회화불량선이며 주기가 불규칙하다. 또한 석회소구사이상아질이 연속적으로 배열되어 치아 외형을 따라 배열하는 경우도 Owen외형선이라 말한다.

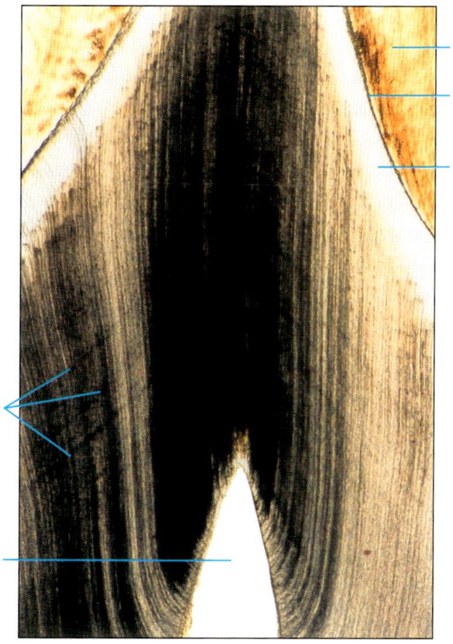

40 신생아선(젖니 둘째어금니, 무염색 연마표본, 편광현미경상)

관찰포인트

1. 상아질에 광선에 불투과성 신생아선이 관찰된다.

참고
1. 신생아선은 출생시 일시적인 영양장애로 생기며 성장선의 일종이고 Owen외형선이기도 하다.
2. 신생아선은 저석회화선이다.
3. 신생아선을 경계로 출생전에 형성되어 있던 상아질(법랑질상아질접합쪽)을 출생전상아질(prenatal dentin)이라 하고 출생후에 형성된 상아질(치수쪽)을 출생후상아질(postnatal dentin)이라 한다.

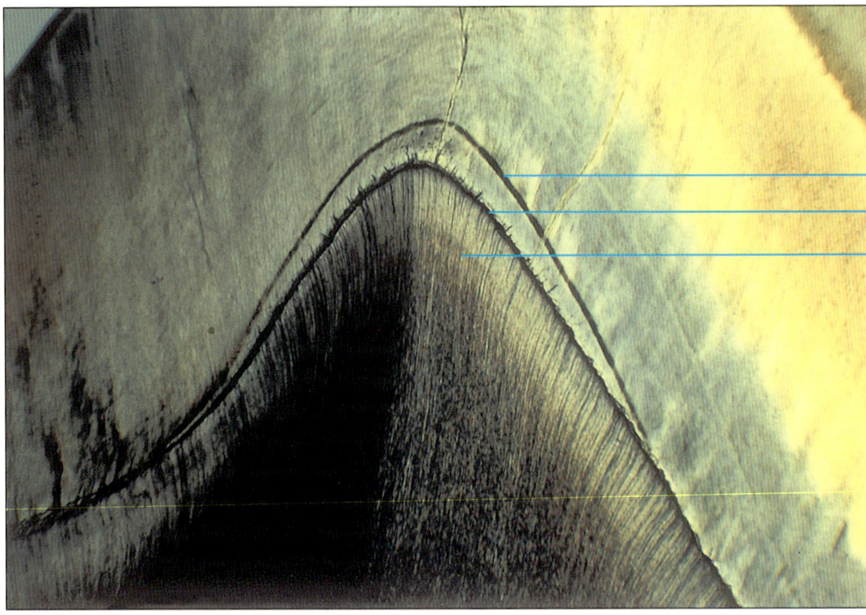

41 석회화선(탈회표본, 덩어리 은도금표본)

관찰포인트

1. 석회화선의 주행에서 구상석회화와 판상석회화를 구별할 수 있다.
2. 석회화선의 간격은 약 2㎛로 규칙적이다.

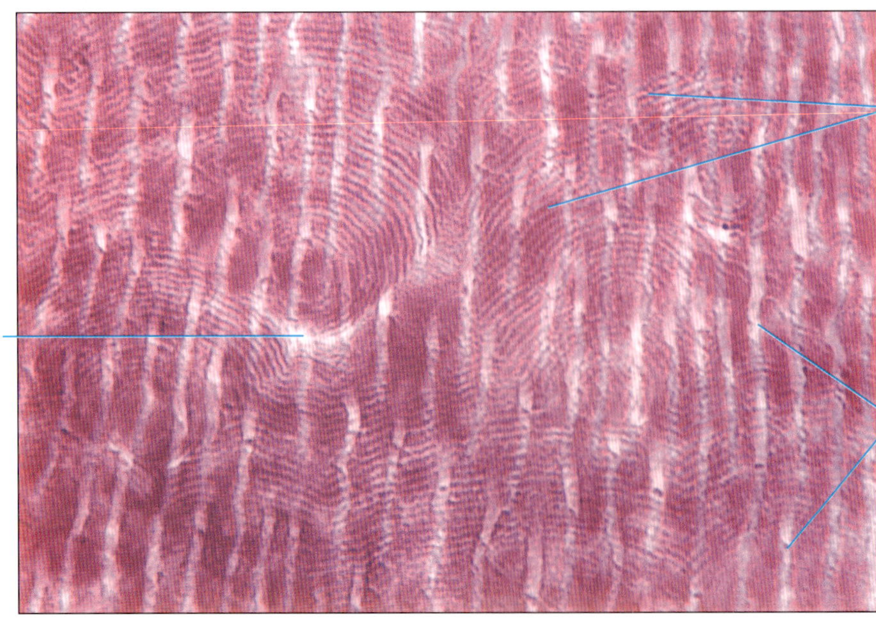

42 석회소구사이상아질(a: 세로단면 연마표본, carbo-fuchsin염색, b: 세로단면 연마표본, 무염색)

관찰포인트

1. a: 치관상아질의 외피상아질과 치수주위상아질의 이행부 부근에 석회소구사이상아질이 많이 분포하고 있다.
2. b: 석회소구사이상아질 외형은 불규칙하다.

참고 1. 석회소구의 변연을 따라 둘러싸인 영역을 석회소구사이영역이라 하며 그 내용이 석회소구사이상아질이다.
2. 석회소구사이상아질의 석회화도는 낮다.

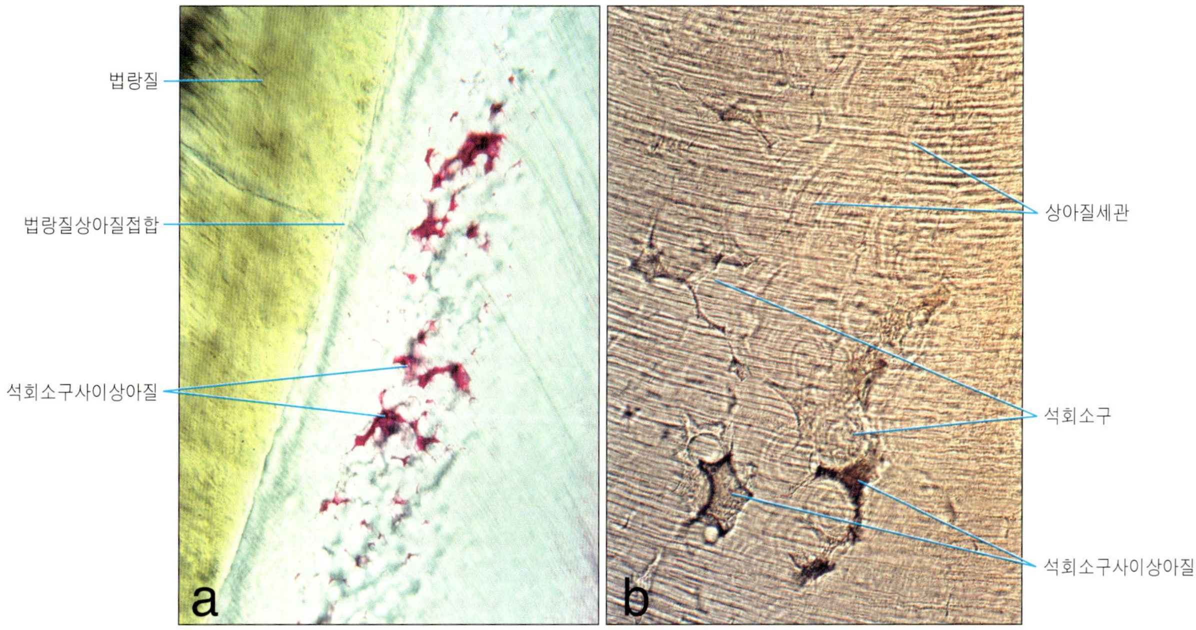

43 석회소구사이상아질의 EM상(석회소구사이상아질의 주사전자현미경상, a: 이차 전자상, ×1,600; b: 반사전자상, ×450)

관찰포인트

1. a: 석회소구사이상아질에서는 석회소구의 유합부전이나 상아질세관, 세관주위상아질(세관내상아질), 세관사이상아질이 관찰된다.
2. b: 반사전자상에서는 전자선의 흡수가 낮고 석회화도가 높은 세관주위상아질(세관내상아질)과 석회화도가 낮은 세관사이상아질이 관찰된다.
3. b: 전자선의 흡수가 높고 석회화부전인 석회소구사이상아질이 관찰된다.

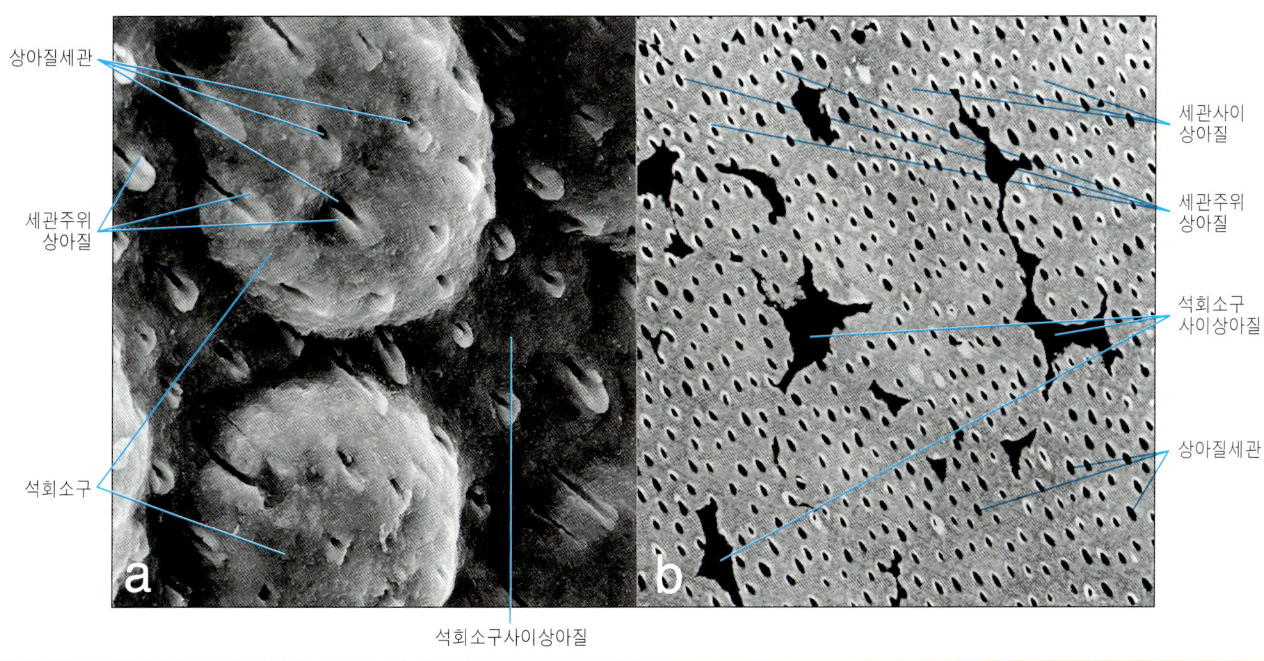

44 석회소구사이그물(탈회절편, H-E염색)

관찰포인트

1. 상아질에 그물구조를 보이는 석회소구사이그물이 관찰된다.

참고 1. 석회소구사이그물은 석회소구의 모서리가 헤마톡실린에 염색되고 주위와 접합해 그물모양의 막으로 보인다.
2. 석회소구사이그물은 상아질의 대부분에서 관찰되는데 특히 치근상아질에서 선명하게 관찰되는 경우가 많다.

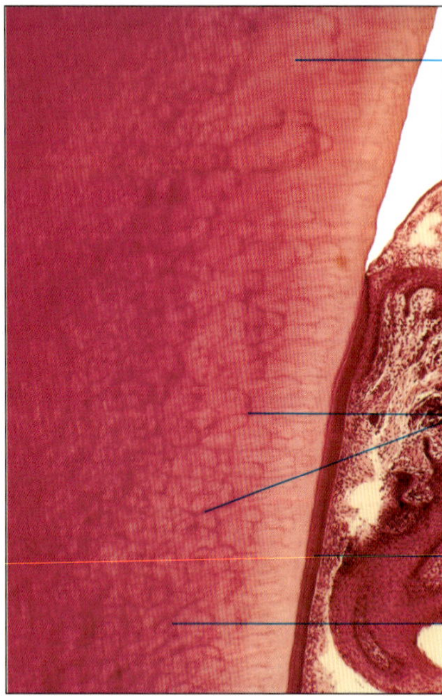

45 Tomes과립층(세로단면 연마표본, 헤마톡실린염색)

관찰포인트

1. 상아질의 표층에서 시멘트질상아질접합 직하에 Tomes과립층이 관찰된다.

참고 1. Tomes과립층은 치근상아질의 시멘트질과 가까운 부분에 관찰된다.
2. 과립층은 작은 석회소구사이상아질과 거기에 상아질세관 끝가지의 단면이 혼재해 있다.
3. 탈회하면 그 구조물은 흐릿해지므로 석회화 불량 구조물로 인식되고 있다.

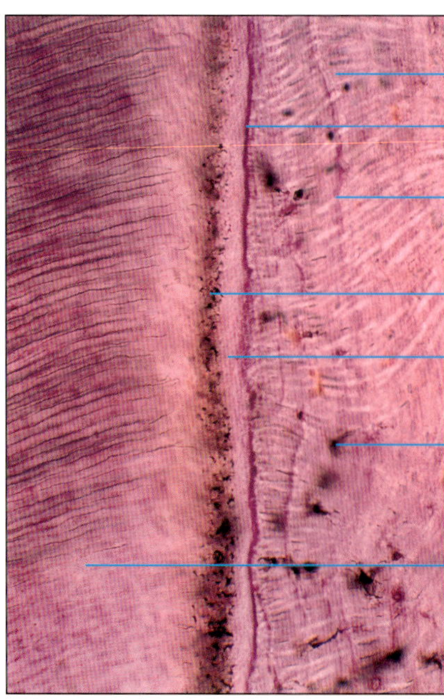

46 생리적 이차상아질(세로단면 연마표본, 무염색)

관찰포인트

1. 치수강벽 전체적으로 이차상아질이 관찰된다.
2. 일차상아질과 이차상아질 경계에 상아질세관의 분계선이 관찰된다.
3. 생리적 이차상아질의 미세구조는 일차상아질과 거의 차이가 없다.

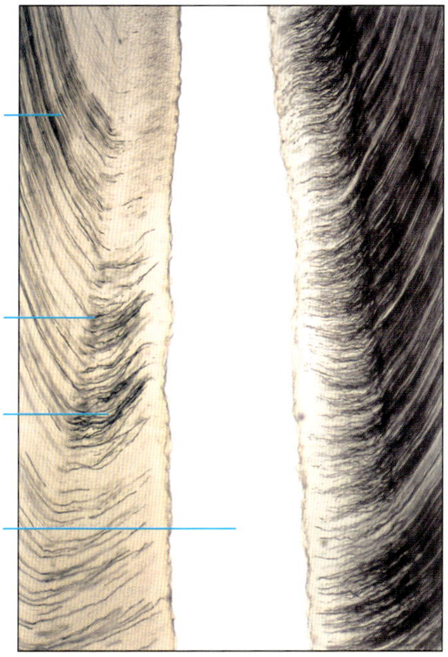

47 불규칙 이차상아질 또는 수복상아질(종단연마표본, 무염색)

관찰포인트

1. 교모로 인해 노출된 상아질에 대해 치수강벽에 국소적으로 형성된 이차상아질이 관찰된다.
2. 이차상아질의 미세구조는 불규칙하다.

참고 불규칙한 이차상아질은 외부자극에 대한 상아질의 방어반응이며 상아질이 법랑질과 달리 살아있는 조직이라는 사실을 이해한다.

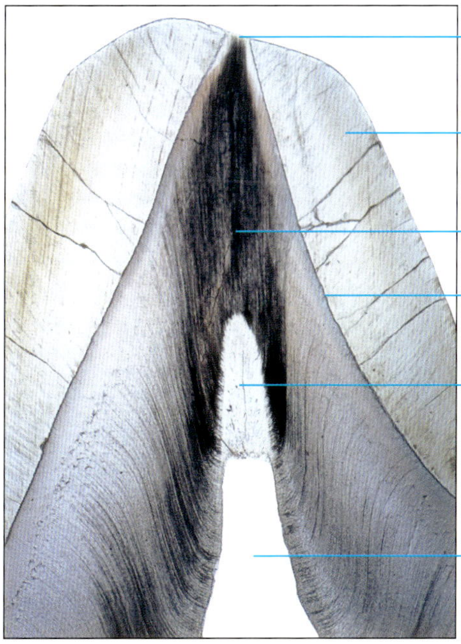

48 투명상아질(세로단면 연마표본, 무염색)

관찰포인트

1. 치근끝부위에 투명상아질이 관찰된다.
2. 투명상아질은 상아질세관 등의 미세구조가 선명하지 않다.

참고 1. 투명상아질은 생리적 조건하에서 나이가 들면서 치근끝부위에 발생하며 외부자극으로 인해 치관부위, 치아목부위에 발생한다. 생리적인 경우 이차 석회화에 기인하는 경우가 많은데 병적인 경우는 탈회되어 투명감을 보이기도 한다(탈회부에 봉입제가 침투하므로).

2. 상아질세관의 내강이 석회화물로 폐쇄되어 투명해진다는 것을 이해한다. 다만 표본의 투명감, 불투명감은 낙하광 또는 투과광에 따라 역전된다.

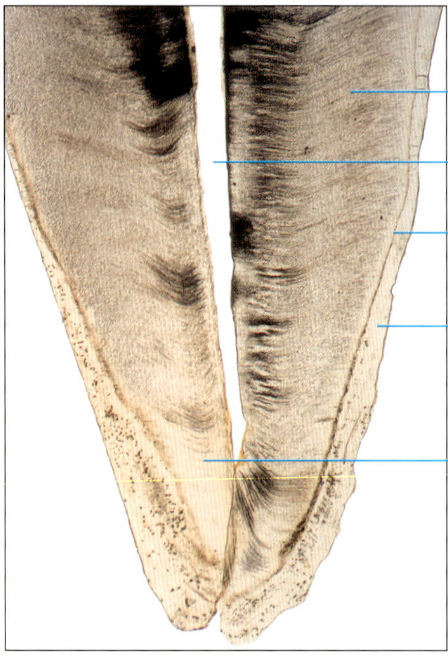

6 치수의 발생과 미세구조

49~52

〔개요〕

치수(dental pulp)는 치수강을 채우는 성긴 섬유성 결합조직(lose connective tissue)이다. 치수의 외형은 상아질의 외형과 거의 일치하고 있으며 치수실을 채우는 부분을 치관치수(coronal pulp)라 하고, 치근관을 채우는 부분을 치근치수(root pulp)라 한다. 또한 치관치수중 치수각을 채우는 부분은 특별히 치수각(horn of the pulp, pulp horn)이라 한다. 치수는 상아질의 형성과 영양, 치아의 지각과 방어에 관여한다.

1. 치수의 발생(developement of dental pulp)

치수는 외배엽성중간엽의 세포집단으로 이루어진 치아유두에 유래한다. 싹시기에서 모자시기 치아싹은 치아유두에 세포증식 외에 두드러진 분화는 관찰되지 않지만 종시기가 되면 치아유두에는 미세한 아교섬유가 출현하고 혈관이나 신경섬유도 관찰된다. 종시기의 후기가 되면 치아유두 최표층 세포는 상아질모세포로 분화해 상아질의 형성을 시작한다. 이들 세포분화나 경조직의 형성은 절단모서리나 교두정에 대응하는 장래의 법랑질상아질접합에서 발생하고 장래의 치아목부위로 진행된다.

2. 치수의 미세구조(fine structure of dental pulp)

치수는 세포와 세포사이질로 구성된다. 세포사이질은 섬유와 젤라틴상의 무정형 바탕질로 구성되며, 기타 혈관, 림프관 및 신경도 포함된다.

1) 치수의 세포(cells of dental pulp)

세포성분은 상아질을 형성하는 상아질모세포와, 아교섬유의 형성과 파괴, 무정형 기질의 분비에 관여하는 섬유모세포(fibroblast)가 주체를 이룬다. 섬유모세포는 치수의 전체 영역에 분포해 세포성분의 주체를 이루므로 치수세포(pulp cell)라고도 불린다. 그리고 혈관 주변에 분포하는 방어세포(defence cells)로서 조직구(histiocyte; 큰포식세포 macrophage), 림프구(lymphocyte), 미분화중간엽세포(undifferentiated mesenchymall cell)가 존재한다.

치수 표층은 세포가 특징적인 분포를 보인다. 치수의 최표층은 폭이 약 20~30㎛인 상아질모세포층(odontoblastic zone)이며, 그 아래에 세포성분이 거의 분포하지 않는 폭이 약 30㎛인 세포결핍대(cell free[poor] zone[Weil, zone of Weil]), 그 아래에 치수세포가 특히 밀집되어 분포하는 세포밀집대(cell rich zone) 3층 구조가 관찰된다. 세포결핍대에는 세포의 돌기, 신경섬유, 모세혈관이 분포하고 있다. 또한 이러한 치수 표층에 있어서 세포의 특징적인 배열은 치근치수에서 선명하지 않다.

2) 치수의 섬유(fibers of dental pulp)

치수의 섬유는 아교섬유와 그물섬유(호은섬유)로 구성되며, 비교적 두꺼운 혈관벽을 제외하고 탄력섬유(elastic fiber)는 존재하지 않는다. 치수의 아교섬유에는 두 가지 종류가 있다. 한 가지는 치수 표층의 상아질모세포 사이에서 풋상아질을 향해 뻗는 von Korff섬유이며, 다른 한 가지는 표층을 제외한 치수 전체영역에 걸쳐 분포하는 아교섬유망이다. 후자는 매우 섬세하며 대부분 섬유다발을 형성하지 않는다. 세포섬유는 아교섬유 사이에 넓게 다량으로 분포하고 있다. 이 섬유는 아교원섬유가 집합된 것과 그렇지 않은 것이 있으며, 전자는 아교섬유로 변화하지만 후자는 그 상태에서 평생 치수에 남게 된다.

3) 치수의 혈관과 림프관(blood vessels and lymph vessels of dental pulp)

치수의 혈관은 위 · 아래턱 모두 바깥목동맥의 끝가지인 위턱동맥에 유래하며 치근끝구멍이나 치근관 옆가지에서 치근치수로 진입하고 여러 개의 가지를 내면서 치관치수를 향해 상아질모세포 아래에서 모세혈관얼기를 형성한다. 나아가 상아질모세포 사이에 침입해 풋상아질과 접촉하고 루프를 형성한다. 치수의 혈관은 내강의 크기에 비해 벽이 얇다.

치수의 조직액 순환에 중요한 역할을 하는 림프관은 치관치수 송에서 끝이 막힌 작은 관으로 시작된다. 내강에 적혈구를 포함하지 않고 벽이나 바닥막이 곳곳에서 끊겨 연속성이 없다. 신경이나 혈관과 함께 주행하고 치근끝구멍에서 나와 치주인대의 림프관에 연결된다.

4) 치수의 신경(nerve fibers of dental pulp)

치수의 신경은 두 가지로 구별된다. 한 가지는 혈관벽 민무늬근육의 수축을 조절하는 민말이집의 자율신경섬유(autonomic nerve fiber)이고 혈관을 따라 주행한다. 다른 한 가지는 말이집으로 싸인 체성 지각신경섬유(sensory somatic nerve fiber)이고 치수의 통각을 뇌로 전달한다. 혈관과 함께 치근관 내로 진입한 체성 지각신경섬유는 다양한 크기의 신경섬유다발을 형성하며 치근관 내를 치관치수, 특히 치수각을 향해 주행한다. 치근치수에서의 분지는 비교적 적고 대부분 치관치수에서 빈번하게 분지한다. 분지한 신경섬유는 세포밀집대를 향하며, 그곳에서 심하게 만곡, 분지, 교통해 Raschkow신경얼기(plexus of Raschkow[상아질모세포밑 신경얼기; subodontoblastic plexus])를 형성한다. 이 신경얼기에서 나온 섬유는 세포결핍대를 지나 상아질모세포층에 도달하고 일부는 원래의 신경얼기로 돌아가지만 나머지는 상아질모세포관 사이에서 풋상아질의 표면을 향해 주행하여 그곳에서 다시 신경얼기를 형성한다. 이것을 모서리신경얼기(marginal plexus)라 한다. 이 신경얼기에서 섬유의 일부는 상아질세관 내에서 일정한 거리를 표층으로 주행하고 상아질에 분포한다. Raschkow신경얼기의 대부분의 신경섬유와 모서리신경얼기의 모든 섬유는 민말이집섬유이다.

49 치수표층의 3층구조(탈회절편표본, H-E염색)

관찰포인트

1. 풋상아질 바로 아래의 치관치수는 표층에서 순서대로 상아질모세포층, 세포결핍대, 세포밀집대의 3층구조를 보인다.

참고 치수의 세포는 치수의 표층부에서 특징적인 분포를 나타내며 치관치수와 치근치수를 비교해 본다.

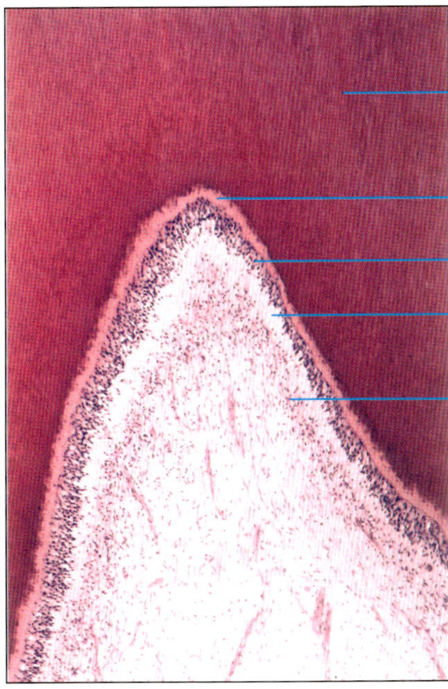

50 치수의 세포(탈회절편표본, H-E 염색)

관찰포인트

1. 치수 세포의 주체를 이루는 섬유모세포(치수세포)와 상아질모세포가 관찰된다.

참고 이외에도 치수의 세포로 혈관 주위에 미분화간엽세포가 또한 림프구나 조직구도 분포하는지 관찰한다.

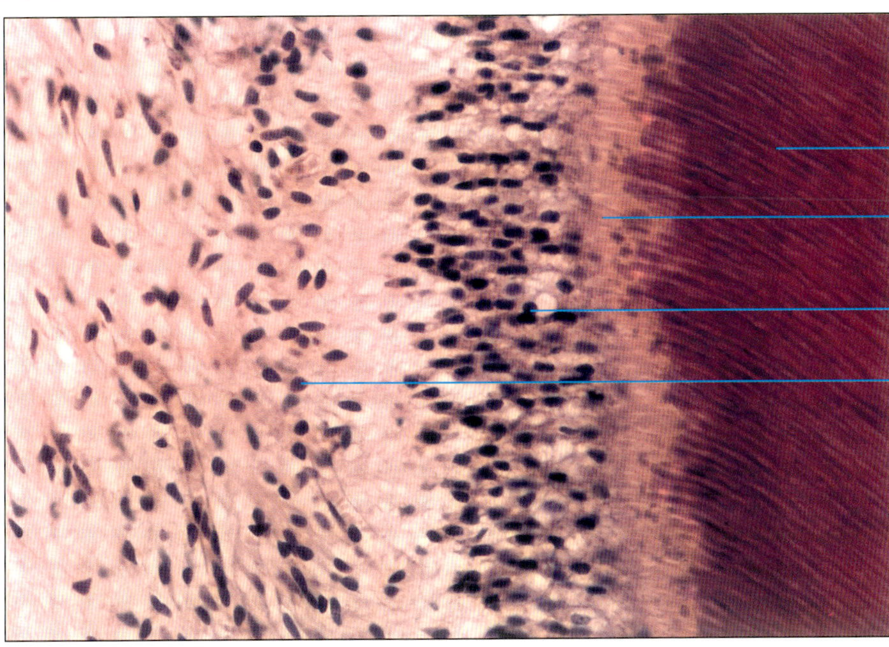

51 치수의 섬유(탈회표본, 절편은도금)

관찰포인트

1. 치수에 갈색으로 염색된 아교섬유와 검은색으로 염색된 그물섬유가 관찰된다.
2. 신경섬유 주위에는 아교섬유가 다발을 이루고 있다.

참고 1. 치수는 조직학적으로 섬유성 결합조직이지만 단단한 상아질에 둘러싸여 있어 외력을 거의 받지 않아 아교섬유는 두꺼운 섬유다발을 형성하지 않고 미세한 섬유그물을 형성한다.
2. 혈관이나 신경섬유 주위에는 아교섬유가 발달하고 증령변화로서 아교섬유가 증가한다는 것도 이해한다.

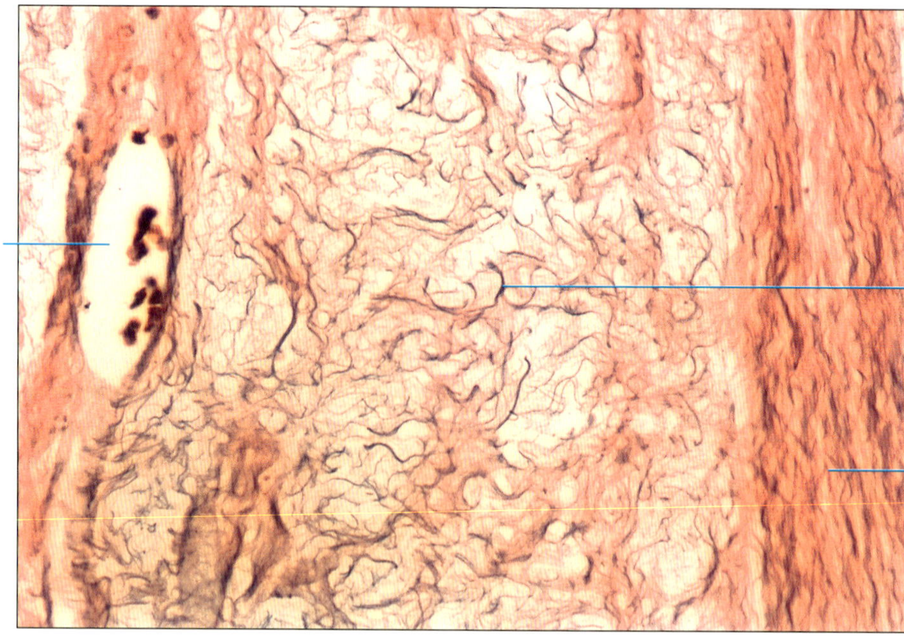

52 치수의 신경과 맥관(탈회표본, 절편은도금)

관찰포인트

1. 치수의 신경과 혈관이 치수 중앙부에 관찰된다.
2. 혈관은 내강의 크기에 비해 벽이 얇다

참고 치수의 신경과 혈관은 치수 중앙부를 치근끝구멍에서 치관치수의 치수각을 향해 주행한다. 도중에 분지해 치수표층부에 분포하는데 치근치수보다 치관치수의 밀도가 높은지 관찰한다.

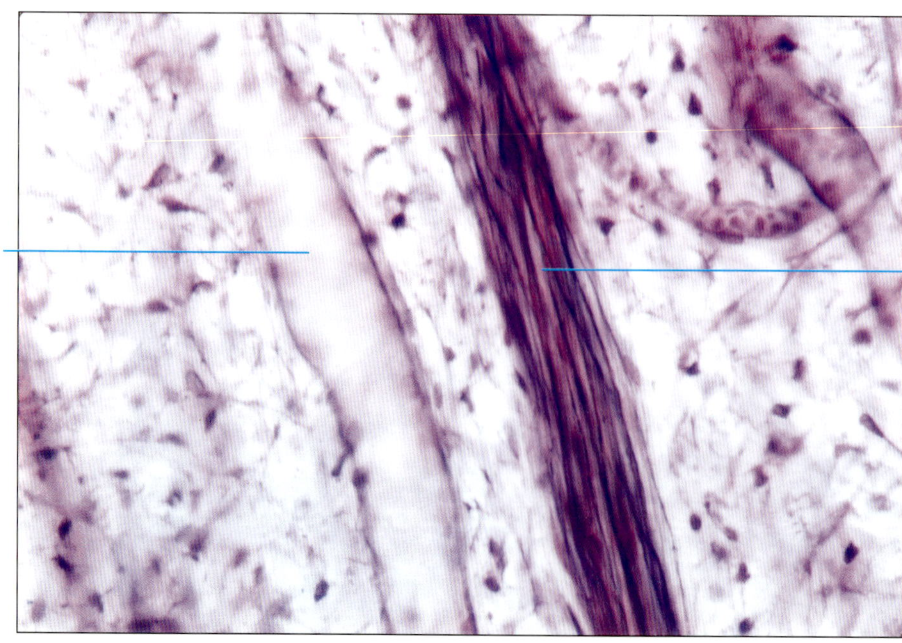

7 법랑질의 발생과 미세구조

53~70

〔개요〕

법랑질(enamel)은 치관상아질의 표면을 덮는 경조직이며, 96% 이상의 무기질을 포함해 인체 내에서 가장 단단한 조직이다. 치아싹의 상피성 요소인 법랑기관에서 형성되고 외배엽성 기원을 갖는다. 완성된 기능치의 법랑질에는 세포성분이 없기 때문에 세포에 의한 수복능력은 없다.

1. 법랑질의 발생(development of enamel〔amelogenesis〕)

법랑질의 형성은 내법랑상피세포(inner enamel epithelial cell)에서 분화한 법랑질모세포(ameloblast)에 의해 상아질의 형성과 석회화가 다소 늦게 시작된다. 형성 초기 유약한 법랑질은 유기질과 수분이 70%, 무기질이 30%이고 약하게 석회화되어 치즈 정도의 경도를 보인다. 법랑질에서는 유기바탕질이 분비되면 즉시 결정이 침착되고 풋상아질 같은 미석회화층은 관찰되지 않는다. 이러한 법랑질이 장래의 치관의 두께까지 전체적으로 형성된다. 그후 유약한 법랑질에서 유기질과 수분이 제거되고 동시에 수산화인회석결정이 커지면서 무기질함량이 96%까지 상승하고 법랑질은 성숙되어 완성된다. 이렇게 법랑질의 형성은 2단계로 진행되며 제1단계를 바탕질형성기(matrix formation stage), 제2단계를 성숙기(maturation stage)라 부른다. 법랑질의 유기바탕질은 주로 아멜로게닌(amelogenin)이며 이외에 에나멜린(enamelin)이 소량 들어 있지만 아교섬유는 존재하지 않는다. 이것들은 법랑질 특유의 단백질이므로 법랑단백(enamel protein)이라 불리며, 법랑질모세포에 의해 합성, 분비된다. 법랑질의 성숙은 심층에서 표층을 향해 또한 교두정에서 치아목부위를 향해 진행된다.

바탕질형성기에서 성숙기를 통해 법랑질의 형성에 관한 법랑질모세포는 그 기능상태에 대응해 형태를 바꾼다. 즉 내법랑상피세포에서 분화된 후 바로 법랑질모세포는 분화기 법랑질모세포(differentiating[pre-secretory] ameloblasts)라 불리며, 길게 연장되어 핵과 사립체가 근위측으로 이동하고 극성이 나타난다. 또한 분비과립의 형성, 방출을 통해 세포원위단의 세포외바탕질이나 세포사이질에 법랑기관질 유사물질이 관찰된다. 이어 세포의 길이는 약 40㎛으로 길어지고 유약한 법랑질을 활발하게 형성하는 형성기(분비기) 법랑질모세포(secretory ameloblast)가 된다. 세포의 근위단에 근위종말막대(proximal terminal bar), 원위단에 원위종말막대(distal terminal bar)가 발달해 세포 사이의 결합이 강해진다. 세포소기관도 보다 고도로 발달해 전형적인 단백분비형세포가 된다. 세포 원위단에는 Tomes돌기(Tomes' process)라 불리는 원추형 돌기가 형성된다. 법랑질 형성과정에서 법랑질모세포가 법랑질의 기본구조인 법랑질막대(enamel rod[prism])를 형성하면서 그 장축과 45도 각도를 이루는 방향으로 후퇴한다. 법랑질모세포에는 그 원위단에 원추형 Tomes돌기가 존재하므로 법랑질막대의 수산화인회석결정은 세포장축에 45도 각도로 배열하는 부분과 장축에 평행하게 배열하는 부분이 생긴다. Tomes돌기의 세포막중 결정이 세포장축에 45도 각도에서 침착하는 면을 분비면, 평행하게 침착하는 면을 활주면이라 한다. 또한 1개의 법랑질막대의 형성에는 4개의 법랑질모세포가 관여한다.

형성기 법랑질모세포가 법랑질 전층을 형성해 종료되면 이행기 법랑질모세포(transitional ameloblasts)가 되고, Tomes돌기가 소실됨과 동시에 길이도 단축된다. 이어 유약한 법랑질에서 유기질과 수분의 제거, 결정의 성장에 관여하는 성숙기 법랑질모세포(ameloblasts at the maturation stage)로 변화한다. 성숙기 법랑질모세포는 원위단의 세포막에 주름세포끝이 출현하는 시기와 소실되는 시기를 반복하는 변화(modulation)를 보인다. 성숙기 법랑질모세포 중 주름세포끝이 발달하는 시기를 주름끝법랑질모세포(ruffle-ended ameloblast, RA)라 하고, 주름세포끝이 소실되는 시기를 평탄끝법랑질모세포(smooth-ended ameloblast, SA)라 한다.

법랑질의 성숙이 종료되면 성숙기 법랑질모세포는 길이가 더 짧아지고 퇴축법랑질모세포(reduced ameloblasts)를 거쳐 퇴축법랑상피(reduced enamel epithelium)가 되고 맹출하기 전까지 법랑질을 보호하며 법랑질 표면에 치아껍질(dental cuticle[법랑질껍질, enamel cuticle])을 형성한다. 또한 이 시기의 법랑기관을 퇴축법랑기관(reduced enamel organ)이라 한다. 퇴축법랑상피는 맹출후 교합에 의해 법랑질 표면에서 벗겨져 사라지는데 치아목부위 법랑질에 부착하여 남은 것은 잇몸의 접합상피(junctional epithelium)가 된다.

2. 법랑질의 미세구조(fine structure of enamel)

1) 법랑질막대(enamel rod〔prism〕)

법랑질의 기본구조는 법랑질막대(enamel rod[prism])의 집합으로 이루어진다. 각각의 법랑질막대는 수산화인회석결정[$Ca_{10}(PO_4)_6(OH)_2$]의 집합으로 이루어진다. 이들 결정은 폭 40~50nm, 두께 25~60nm, 길이 120~160nm의 편평한 육각기둥이며, 상아질의 결정보다 훨씬 크다. 법랑질막대는 법랑질상아질접합에서 법랑질 표층까지 거의 방사상으로 주행하는데 깊은 곳 3/5~4/5에서는 심한 물결모양으로 주행하다가 표면쪽 1/5에서는 직선으로 주행한다. 또한 치아목부위에서의 주행은 젖니와 간니에 차이가 있다. 법랑질막대의 두께는 약 3~6㎛이며, 법랑질의 심층에서는 가늘고 표층에서는 두껍다. 법랑질 막대의 수는 1mm2에 약 4만개이며, 앞니에서는 약 800만개, 어금니는 약 1,200만개가 된다. 법랑질의 최심층과 최표층에는 법랑질막대가 존재하지 않는 층이 있으며 이것은 무막대법랑질(rodless enamel)이라 한다.

법랑질막대의 횡단면은 열쇠구멍의 모양이며, 직경이 큰 부분을 몸(body[머리, head])이라 하며, 가는 부분을 꼬리(tail)라 한다. 몸은 교두쪽, 꼬리는 치아목쪽을 향하고 있다. 그리고 이것들은 1/2씩 어긋나 배열되고 있어 인접하는 법랑질막대의 몸과 몸 사이에 별도로 법랑질막대의 꼬리부분이 끼여 간격 없이 배열된다. 또한 결정의 배열방향은 법랑질막대의 몸에서 꼬리에 걸쳐 이행적으로 변화하므로 몸 부분에서는 결정의 장축이 법랑질막대의 장축과 평행하게 배열되고 꼬리부분에서는 그것이 수직이 된다. 또한 법랑질막대의 주변은 석회화도가 낮고 색소에 쉽게 염색되는 법랑질막대집(rod sheath)으로 둘러싸여 있다. 법랑질막대집의 폭은 약 0.1~0.2㎛이다. 또한 막대사이법랑질(interrod substance)이라 불리던 부분은 법랑질막대의 꼬리부분에 해당된다.

2) 법랑질의 성장선(incremental lines of enamel)

(1) 법랑질막대의 가로줄무늬(cross striations of enamel rod)

법랑질막대를 세로로 잘라보면 그 장축에 직각으로 교차하는 가로줄무늬가 관찰된다. 이것을 법랑질막대의 가로줄무늬(cross striation)라 한다. 이 부분은 석회화도가 낮고 간격이 약 4㎛이며 이것이 법랑질의 1일 형성 양에 해당된다.

(2) Retzius선(striae of Retzius)

법랑질을 저배율로 관찰하면 평행하게 주행하는 여러 개의 선이 관찰된다. 이것을 Retzius선(striae of Retzius 또는 평행선, parallel striae)이라 한다. 또한 갈색을 띠므로 갈색선(brown striae)이라고도 부른다. 석회화도는 낮다. 치관의 세로단면에서는 법랑질상아질접합에서 시작하여 비스듬하게 절단모서리 혹은 교두쪽을 향해 주행하여 법랑질 표면에 도달한다. 다만 절단모서리나 교두정에 대응하는 부위는 법랑질 표면에 도달하지 않고 반대측 법랑질상아질접합에서 종료된다. 또한 치관의 가로단면에서는 나이테처럼 법랑질상아질접합과 평행한 동심원상으로 주행한다. 선의 두께나 주기는 제각각이지만 동일한 개체의 치아는 이들 패턴이 완전히 일치하므로 개체를 식별하는 데 이용된다. 또한 이 선은 법랑질막대의 가로줄무늬가 강조된 부분이다. 전자현미경 소견에서는 Retzius선과 교차하는 부분에서 법랑질막대가 굽어지는 것을 관찰할 수 있다.

(3) 신생아선(neonatal line)

신생아선(neonatal line)은 출생시 형성되는 법랑질부위에 출현하는 저석회화선이며, 상아질의 신생아선과 마찬가지로 모든 젖니와 간니 첫째큰어금니에서 한 개가 관찰된다. Retzius선의 일종이라 생각되어 형성기전과 주행이 동일하다. 신생아선에서 법랑질상아질접합측의 법랑질을 출생전법랑질(prenatal enamel), 표층 법랑질을 출생후법랑질(postnatal enamel)이라 한다.

(4) 물결선고랑(perikymata)

법랑질 표면에는 얕은 고랑이 관찰된다. 이것을 물결선고랑(perikymata)이라 하며, 치관 주위를 수평으로 주행한다. Retzius선이 법랑질 표면에 도달해서 생기는 고랑이며, 마치 해변에 밀려오는 파도처럼 보여 이렇게 명명되었다. 물결선고랑의 간격은 불규칙하지만 절단모서리나 교두측에서는 넓고 치아목부위에서는 좁다. 또한 교모에 의해 서서히 소실되는데 치아목부위에서는 잘 보존된다.

3) Hunter-Schreger띠(Hunter-Schreger bands)

치관의 세로단면을 저배율로 관찰하면 법랑질상아질접합에서 시작하여 법랑질 표면을 향해 뻗어 나가는 어둡고 밝은 부분이 교대로 나타나는 물결무늬가 관찰된다. 이것을 Hunter-Schreger띠(Hunter-Schreger bands)라 한다. 물결무늬는 법랑질막대의 집단이 직각으로 잘리거나 혹은 비스듬하게 잘린 단면이 어둡게 보이는 가로단면대(diazone)와 세로로 혹은 비스듬하게 세로로 잘려 밝게 보이는 세로단면대(parazone)가 번갈아 배열되어 형성된다. 이러한 물결무늬가 나타나는 이유는 법랑질막대가 파도형태로 주행하기 때문에 생기는 것으로 법랑질의 심층 3/5~4/5에서 확실하게 관찰되며, 표층부근에서는 선명하지 않다. 또한 투과광과 낙하광에서는 물결무늬의 명암이 역전된다.

4) 법랑질술(enamel tuft)

법랑질상아질접합에서 표면을 향해 법랑질의 두께 1/4~1/3까지 뻗는 술(tuft)모양의 구조물이다. 말꼬리형 혹은 부채꼴로 퍼진 구조물이 관찰된다. 이것을 법랑질술(enamel tuft)이라 한다. 석회화도가 낮은 법랑질막대의 집합으로 구성되며 입체적으로 치관을 자오선 모양으로 주행하는 얇은 리본처럼 보인다. 치관을 가로로 절단한 표본에서 쉽게 관찰된다.

5) 법랑질엽판(enamel lamella)

법랑질 표면에서 다양한 깊이까지 때로는 법랑질상아질접합을 지나 상아질에 도달하는 얇은 판형태의 구조가 관찰된다. 이것을 법랑질엽판(엽판, enamel lamella)이라 한다. 법랑질에 발생한 균열에 타액에서 유래한 유기질이 침투해 들어가 막처럼 보이는 것이라 생각된다. 법랑질술과 마찬가지로 석회화가 불량한 구조물이며 치관을 자오선 모양으로 주행한다.

6) 법랑질방추(enamel spindle)

절단모서리이나 교두정에 대응하는 법랑질상아질접합 부근을 관찰하면 일부 상아질세관이 법랑질상아질접합을 지나 법랑질 속으로 진입해 있는 것을 볼 수 있다. 진입한 상아질세관 말단의 형태는 다양하여 원형, 타원형, 방추형, 곤봉형 등이 있는데 이것들을 모두 법랑질방추(enamel spindle)라 한다. 두께는 약 4~7㎛, 길이는 약 50㎛ 정도이다. 형성요인은 치아싹단계에서 상아질모세포의 돌기가 법랑질모세포 사이로 진입한 것으로 생각된다. 법랑질방추의 주행은 법랑질상아질접합과 거의 직각이며, 에나멜 소주와는 비스듬하게 교차하고 있다.

7) 치아껍질(dental cuticle)

맹출 직후 교모나 마모되지 않은 법랑질 표면은 유기성의 얇은 막으로 덮여 있다. 얇은 막을 치아껍질(dental cuticle[법랑질껍질, enamel cuticle; 법랑질표피, Schmelzoberhautchen)이라 한다. 또한 발견자의 이름을 따서 Nasmyth막(Nasmyth' s membrane)이라고도 부른다. 산이나 염기에 대한 저항이 강하다.

치아껍질은 내외 2층으로 나뉘며, 내층은 치아껍질 일차막(일차법랑질껍질, primary dental cuticle)이라고도 부르며, 법랑질 형성 최종단계에 법랑질모세포에 의해 분비된 유기질이 이후 석회화되어 법랑질 최표층이 되었다. 법랑질막대구조는 없고 유약한 판상 결정이 표면에 대해 직각으로 배열되어 있는 두께 약 1㎛의 층이다.

외층은 치아껍질 이차막(이차법랑질껍질, secondary dental cuticle)이라고도 불리며, 퇴축한 법랑상피가 각질화된 것으로 균질하고 무구조하며 두께 약 1~10㎛인 미석회화층이다. 맹출 후에는 기계적으로 떨어져나가고 과립상의 결정이 이차적으로 침착한다.

8) 법랑질상아질접합(enamel-dentin junction, dentinoenamel junction)

법랑질과 상아질의 경계면을 법랑질상아질접합(enamel-dentin junction, dentinoenamel junction)이라 하고, 치아형성과정에서 최초에 생기는 경조직간 경계면이다. 여러 개의 융선이 연결되어 물결무늬를 보이며 그 결합을 통해 법랑질과 상아질의 결합을 튼튼하게 한다고 한다. 물결무늬는 상아질쪽이 오목하게 나타나는 것인데, 이것을 상아질오목이라 한다.

9) 법랑질시멘트질접합(enamel-cement junction, cementoenamel junction)

법랑질과 시멘트질의 경계면을 법랑질시멘트질접합(enamel-cement junction, cementoenamel junction)이라 하고, 치아 표면에서는 치아목선의 영역이다. 법랑질과 시멘트질의 접촉상태에는 세 형태가 관찰되며, 두 경조직의 모서리가 서로 접촉하는 형태(약 30%), 두 경조직이 접촉하지 않고 분리되어 상아질이 노출된 형태(약 10%), 법랑질 일부를 시멘트질이 덮고 있는 형태(약 60%)이다. 법랑질을 덮는 시멘트질의 발달이 현저한 경우에는 이것을 시멘트질돌기(cementum spur)라 한다. 법랑질의 형성, 시멘트질의 형성과정에서 시멘트질 일부를 법랑질이 덮는 일은 없다. 또한 상아질이 노출된 경우는 맹출 후 사용하면서 이차적으로 생기는 것으로 형성 초기단계에서 관찰되는 일은 없다.

53 법랑질의 발생(a, b 모두 치아싹의 탈회절편표본, H-E염색)

관찰포인트

1. a: 상아질과 형성기 법랑질모세포 사이에 형성 직후 법랑질이 관찰된다.
2. b: 형성기의 법랑질모세포는 긴 원주상이며 핵이 세포 근위측에 편재되어 그 원위측에 풍부한 세포질이 관찰된다.
3. b: 법랑질모세포의 근위단에는 근위종말막대가, 원위단에는 원위종말막대와 Tomes돌기가 관찰된다.

참고 1. a: 상피와 중간엽의 상호작용에 의해 법랑질모세포의 분화를 내법랑상피세포에서 분화기, 형성기(분비기), 성숙기의 각 법랑질모세포까지 추적한다. 법랑질의 형성은 상아질보다 다소 늦게 시작되는 것을 관찰한다.
2. b: 형성시(분비기) 법랑질모세포의 역할에 대해 이해한다. 또한 Tomes돌기에 의해 법랑질막대가 형성된다는 것도 이해한다.

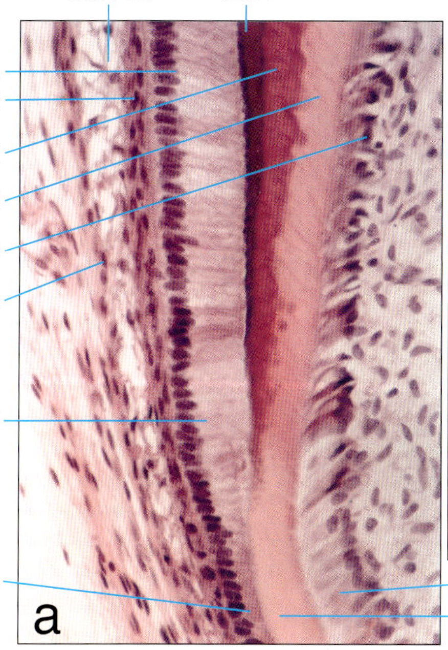

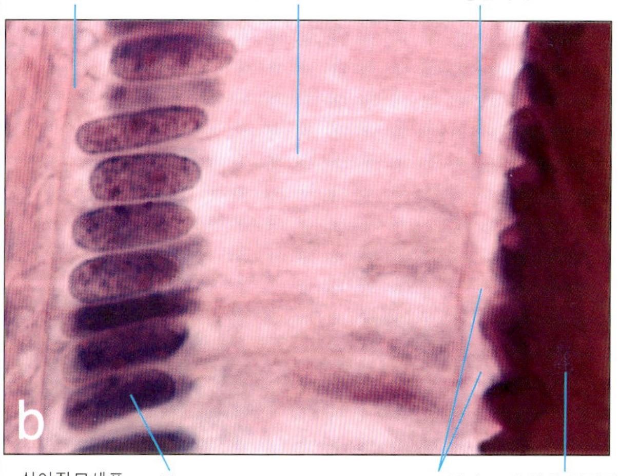

54 법랑질 발생의 EM상 I (법랑질모세포의 투과전자현미경상, ×3,000)

관찰포인트

1. 형성기의 법랑질모세포는 긴 원주상의 세포외형을 보인다.
2. 세포체의 근위측에는 핵이, 원위단에는 Tomes돌기가 관찰된다.
3. 세포체의 근위측과 원위측에 복합결합장치가 관찰된다.
4. 과립세포질세망이 풍부한 단백합성계의 세포로서 세포질의 중앙부에는 발달한 골지장치가 관찰된다.
5. 법랑질모세포의 기저측에 중간층세포가 관찰된다.

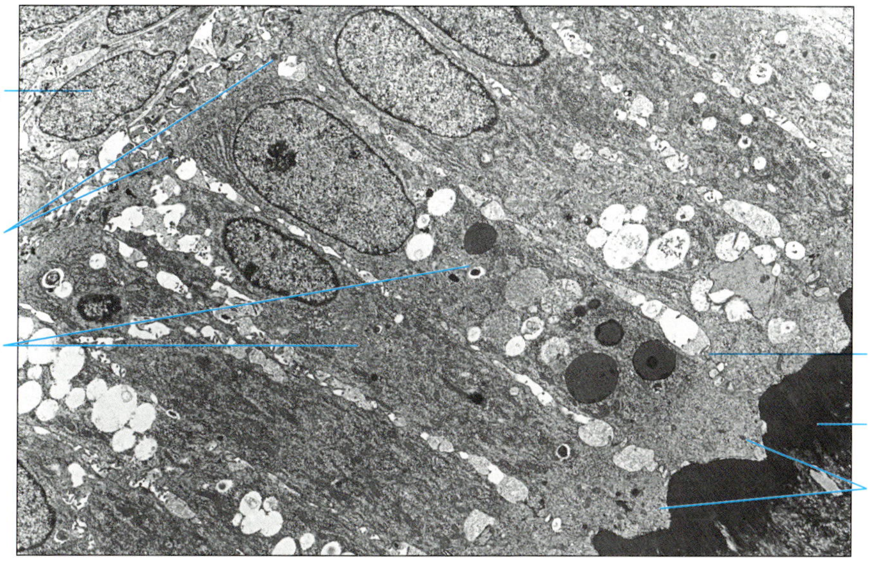

55 법랑질 발생의 EM상 Ⅱ (법랑질모세포의 Tomes돌기 투과전자현미경상, ×16,000)

관찰포인트

1. Tomes돌기의 외형은 삼각형 또는 사각형을 나타내며 내부에 분비과립이 관찰된다.
2. Tomes돌기의 표면은 분비면과 활주면(비분비면)으로 나뉘며, 분비면에는 많은 막의 함몰이 관찰된다.

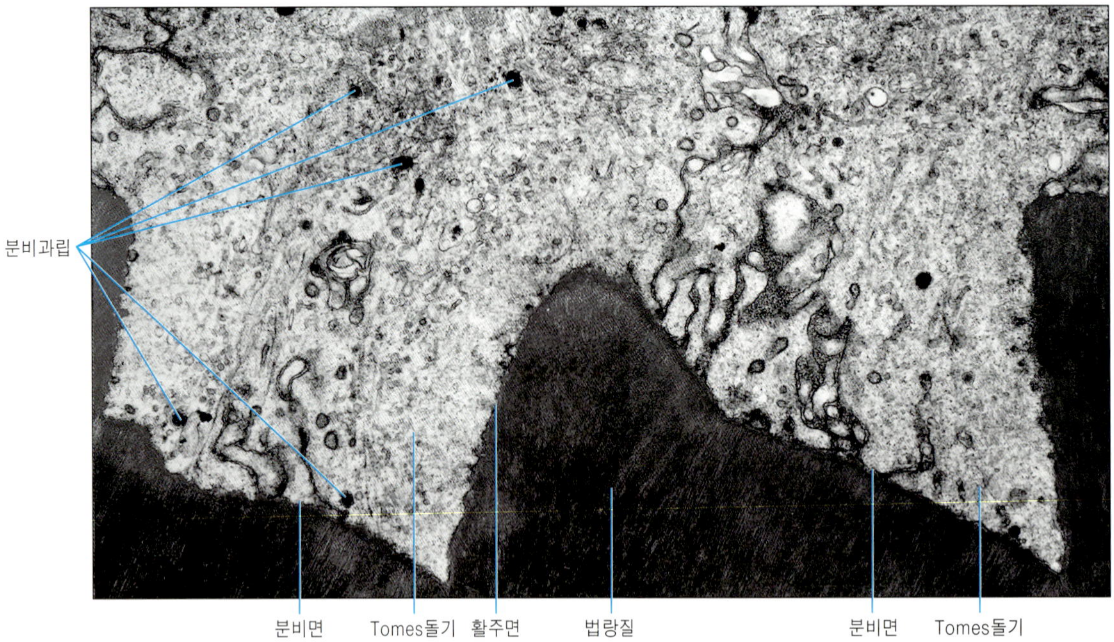

56 법랑질막대의 주행(a: 간니 세로단면 연마표본, 무염색; b: 젖니 세로단면 연마표본, 무염색) 편광현미경상

관찰포인트

1. a, b: 법랑질상아질접합에서 표면을 향해 방사상으로 법랑질막대가 주행하고 있다.

참고 법랑질막대의 기본주행은 간니와 젖니가 동일하지만 치아목부위에서는 서로 차이가 있다. 즉 간니의 경우 법랑질막대는 치근끝쪽으로 경사지지만 젖니는 수평 또는 절단모서리측, 교두측으로 경사진다.

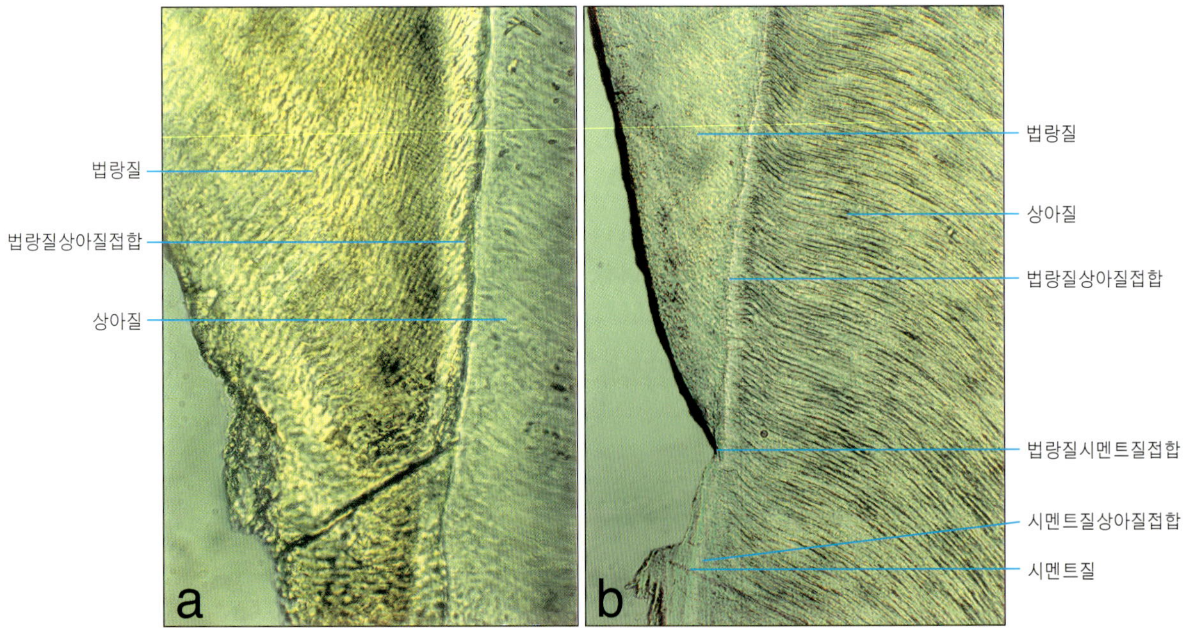

57 법랑질막대의 세로단면과 가로단면(a: 치관의 세로단면 연마표본, 무염색; b: 치관의 가로단면 연마표본, 헤마톡실린 염색)

관찰포인트

1. a: 세로로 잘린 여러 개의 법랑질막대가 법랑질막대집, 법랑질막대 꼬리부분(막대사이법랑질)과 함께 직선으로 주행하는 상태가 관찰된다.
2. a: 법랑질막대와 직각으로 교차하는 가로줄무늬, 비스듬하게 교차하는 Retzius선이 관찰된다.
3. b: 법랑질막대의 가로단면은 열쇠구멍 형태를 보이며 법랑질막대의 몸(머리), 법랑질막대 꼬리부분, 법랑질막대집이 관찰된다.

참고 1. 법랑질막대의 몸과 꼬리는 결정의 배열방향이 다르고 그것은 법랑질 형성시 법랑질모세포의 Tomes돌기에 의해 생긴 것임을 이해한다.
2. 법랑질막대의 세로단면과 가로단면에서 법랑질막대의 구조를 삼차원적으로 관찰한다.

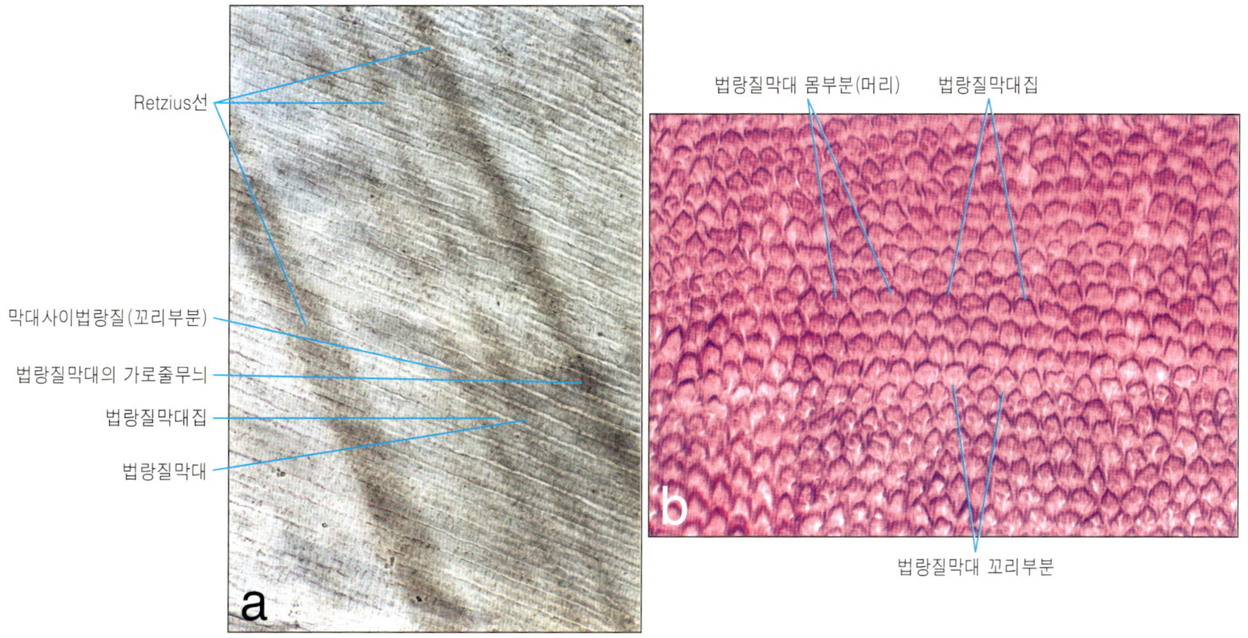

58 법랑질막대의 EM상(형성중인 법랑질막대, a: 투과전자현미경상, ×10,000; b: 주사전자현미경상, ×3,400)

관찰포인트

1. a: 법랑질막대는 법랑질막대집에 둘러싸인 열쇠구멍 형태를 보이며, 법랑질막대 몸부분(머리)과 법랑질막대 꼬리부분(막대사이법랑질)이 구별된다.
2. a: 탈회절편을 ruthenium red로 염색하면 유기질은 검게 보이며 유기질이 풍부한 법랑질막대집과 인회석 결정 주위 유기질(법랑단백)의 존재가 관찰된다.
3. b: 형성중인 법랑질막대의 비탈회표본 주사전자현미경상에서 바늘형태의 인회석결정은 법랑질막대 몸부분에서는 법랑질막대의 장축에 평행하게 배열되고 법랑질막대 꼬리부분(막대사이법랑질)에서는 장축 직각으로 교차하고 있다.

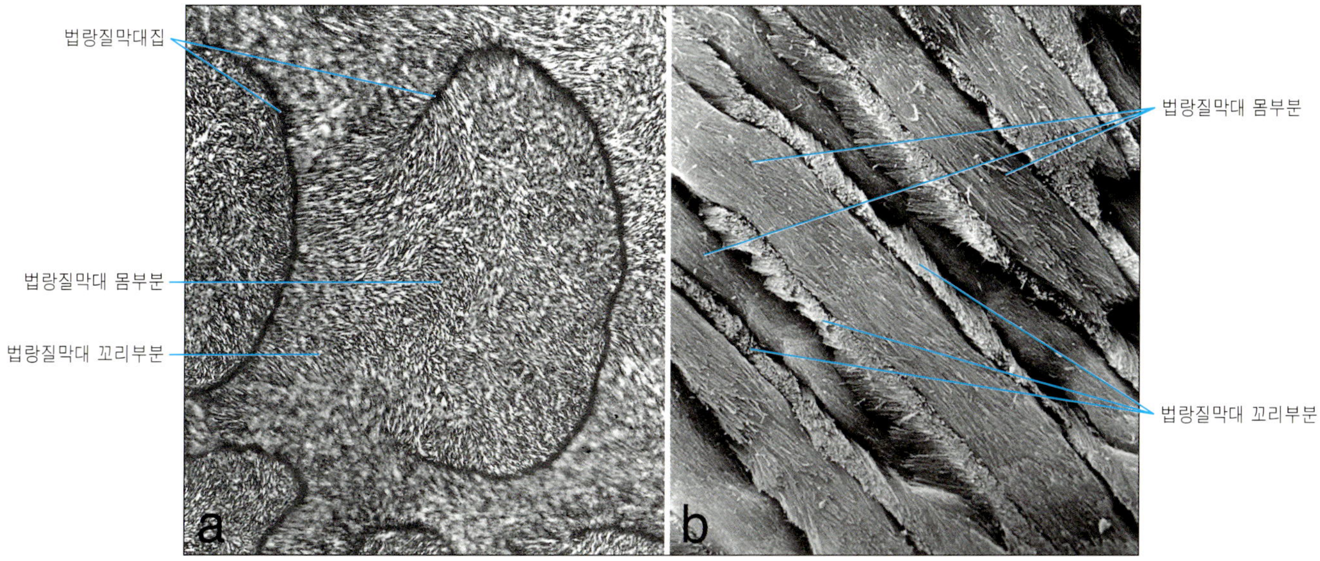

59 법랑질 결정의 EM상(수산화인회석결정 가로단면(결정 C축면)의 투과전자현미경상 a: ×1,200,000; b: ×15,000,000; c: ×4,300,000; d: ×300,000)

관찰포인트

1 a: 맹출 직전의 결정. 두께에 비해 폭이 현저히 크고 편평한 육각형의 외형을 보인다. 이 그림은 격자상이므로 결정 내부에는 3방향으로 배열되는 결정격자(물결선)가, 중앙부에는 어두운 선(중심선, central dark line: 노란 화살표)이, 그 부근에는 하얀 반점(백반, white spot: 파란 화살표)이 관찰된다. 또한 결정과 결정 사이에 간격이 존재한다.

2. b: 결정내부의 조성. 결정을 구성하는 각 이온이 점으로 보인다. 여기에 결정격자를 적용하면 그것은 세 방향에서 60도로 교차하고 있다. 주격자의 간격은 8.17Å이다.

3. c: 더 확대한 상. 평행사변형의 틀이 하나의 단위포로 한 변이 9.42Å이다.

4. d: c에서 각 이온의 위치를 해석한 그림. 단위의 각 정점에 OH 이온이, 각 변에 $CaPO_4$ 이온이, 내부에 Ca 이온과 $CaPO_4$ 이온이 위치하고 있다.

5. e: 맹출 후 수십 년이 경과한 결정. 결정이 성장해 불규칙한 외형을 갖고 그것들이 접촉하거나 융합해 마치 석탄을 쌓아 놓은 것처럼 되어 있다. 화살표는 중심선을 나타낸다.

참고
1. 법랑질의 수산화인회석결정은 긴 기둥형태의 결정이며 법랑질막대의 몸(머리)부분에서는 그것이 법랑질막대의 장축과 평행하게 배열하고 있는데 법랑질막대 꼬리부분을 향할수록 점점 경사져 법랑질막대의 장축에 대한 각도가 커진다.
2. 인회석결정의 중심선 부근에 관찰되는 백반에는 인상전위(刃狀轉位), 나선전위, 원자공공(原子空孔)(원자의 탈락) 등 다양한 이상이 관찰된다.
3. 단위포의 이온은 인접하는 몇 개의 단위포에 공유되어 있다. 또한 단위포는 두께가 6.88Å이므로 상 · 하면에 단독으로 존재하는 Ca 이온간(단위포의 내부)에 1개씩 Ca 이온이 존재한다.
4. 법랑질의 결정은 치아가 맹출한 후에도 성장을 계속한다. 이러한 변화를 치아맹출후 성숙(posteruptive maturation)이라 한다.
5. 그림 e의 결정에 중심선이 관찰되므로 이것이 그림 a와 동일한 결정이 성장한 것이라 이해할 수 있다.

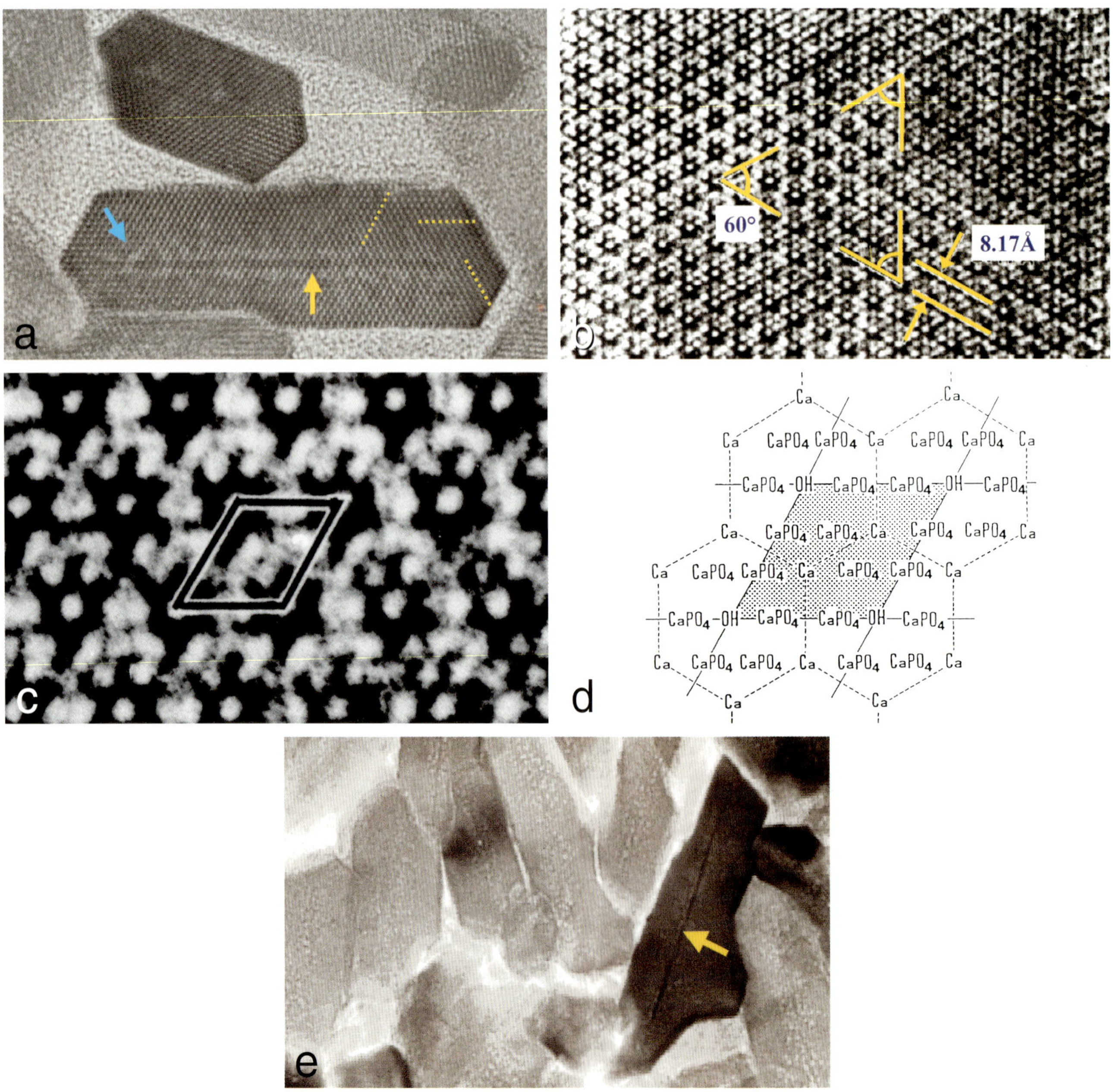

60 물결선고랑(치관부를 먹물로 염색한 후 닦아낸 법랑질의 표면)

관찰포인트

1. 치관을 수평으로 둘러싸는 물결선고랑이 관찰된다.
2. 물결선고랑은 얕은 고랑으로, 각 물결선고랑의 간격은 절단모서리나 교두정측에서 넓고 치아목측에서 좁다.

참고 물결선고랑은 교모나 마모에 의해 서서히 약해진다.

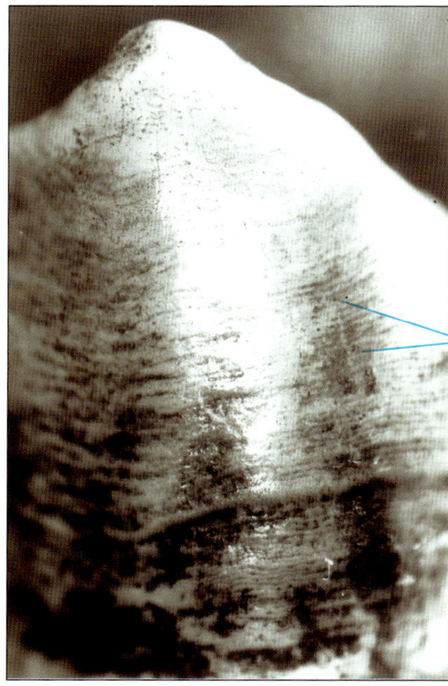

61 법랑질의 EM상(물결선고랑의 주사전자현미경상, a: ×180; b: ×500)

관찰포인트

1. a: 물결선고랑은 거의 동일한 간격으로 주기적인 융기(평활한 부분)와 고랑이 번갈아 연결되어 있다.
2. b: 확대해보면 고랑부분에서 법랑질막대의 끝이 관찰된다.

참고 1. 물결선고랑은 다음 그림(그림 62)의 Retzius선가 법랑질의 표면에 도달해 발현한 것이다.
2. 법랑질막대의 끝은 법랑질모세포의 활성저하에 의해 나타난다.

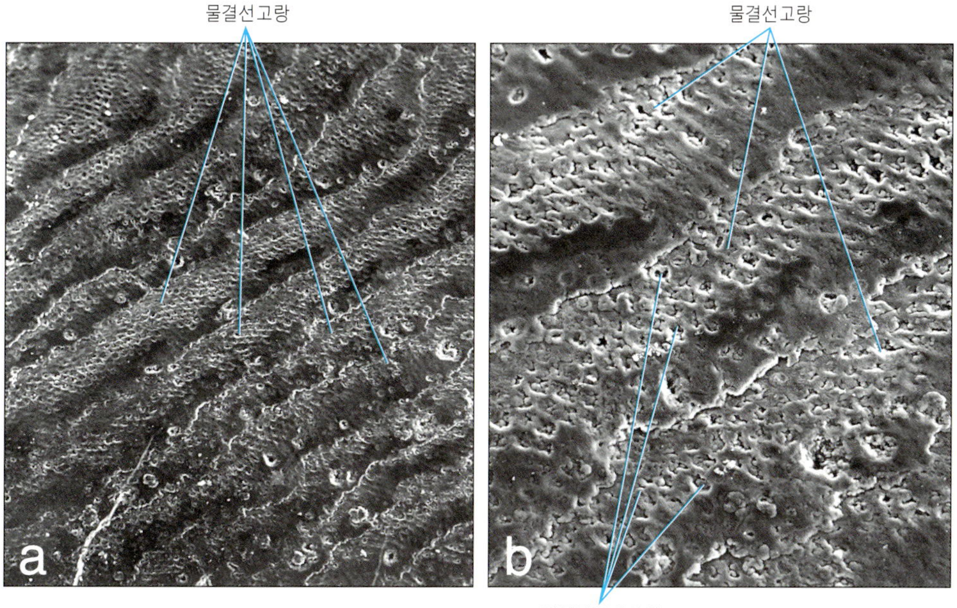

62 Retzius선(a, b 모두 세로단면 연마표본, 무염색)

관찰포인트

1. a: 법랑질속에 광선투과성이 불량한 Retzius선이 관찰된다.
2. a: 절단모서리나 교두정의 Retzius선은 법랑질 표면에 도달하지 않고 반대측 법랑질상아질접합에서 끝난다.
3. b: Retzius선과 법랑질막대는 교차하고 있으며 각 Retzius선의 간격은 불규칙하다.

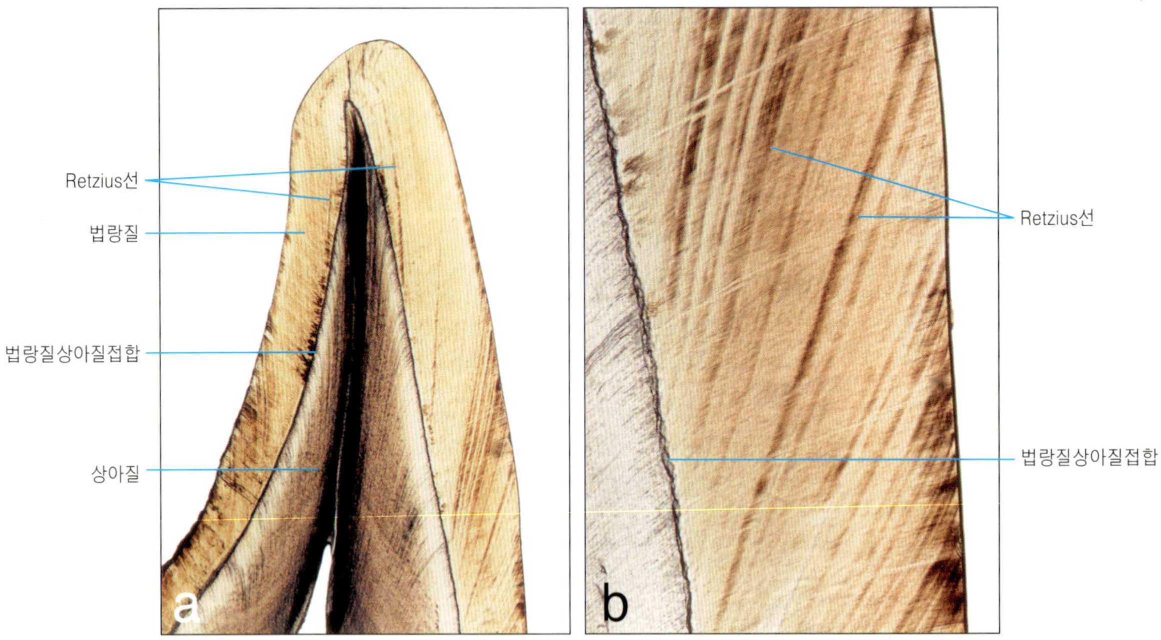

63 신생아선(젖니 첫째어금니의 세로단면 연마표본, 무염색)

관찰포인트

1. 출생시 형성되는 법랑질 부위에 광선투과성이 불량한 하나의 신생아선이 형성되어 있다.
2. 이 성장선을 경계로 출생전과 출생후 법랑질을 구별할 수 있다.

참고 1. 신생아선은 출생시 일시적인 영양장애에 의한 저석회화선이다.
2. 신생아선은 그 주행이나 형성요인을 보면 Retzius선의 일종으로 생각할 수 있다.

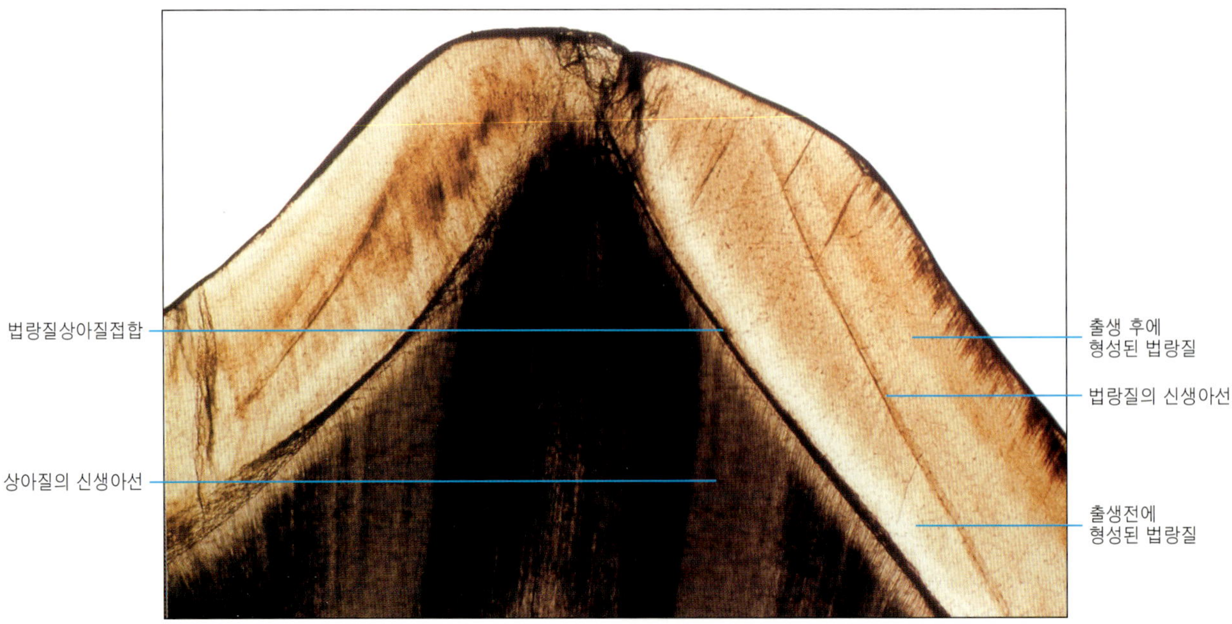

64 법랑질막대의 가로줄무늬(세로단면 연마표본, 무염색)

관찰포인트

1. 법랑질막대의 장축에 지각으로 교차하는 가로줄무늬가 약 4㎛ 간격으로 규칙적으로 배열되어 있다.

참고 1. 법랑질막대의 가로줄무늬는 저석회화선이다.
2. 가로줄무늬는 법랑질의 하루 형성량을 나타내는 성장선이다.

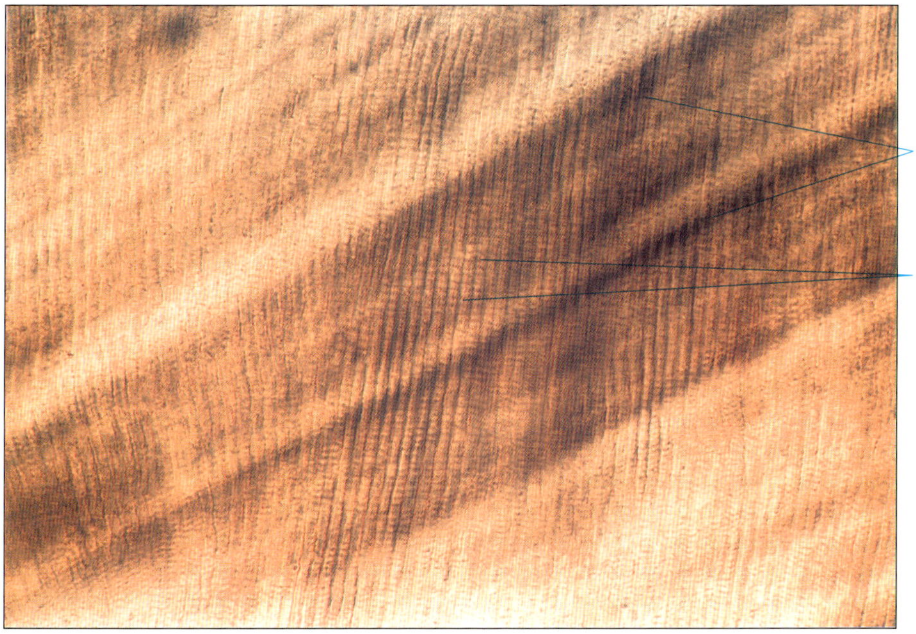

65 Hunter-Schreger띠(a, b 모두 세로단면 연마표본, 헤마톡실린염색)

관찰포인트

1. a: 법랑질의 심층 3/5~4/5에서는 법랑질막대의 주행이 격렬하게 물결치는 듯한 Hunter-Schreger띠가 관찰된다.
2. a: Hunter-Schreger띠는 법랑질막대의 가로단면대와 세로단면대가 교차해 배열되어 형성된다.
3. b: 법랑질막대의 가로단면대가 헤마톡실린에 염색되어 있다.

참고 Hunter-Schreger띠는 법랑질막대의 주행차이로 생긴 구조물이며 석회화의 좋고 나쁨을 반영한 것은 아니라는 점을 이해한다.

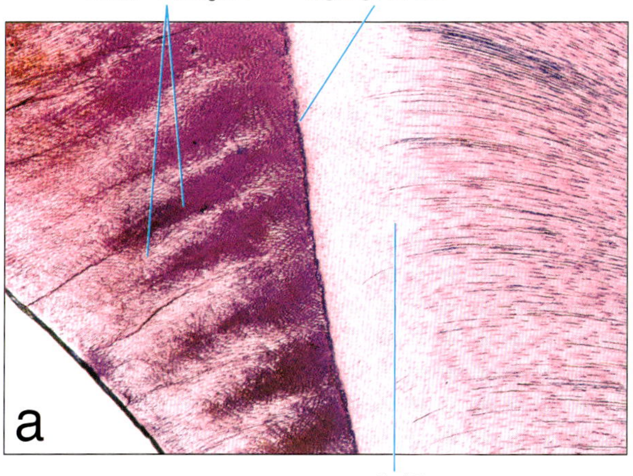

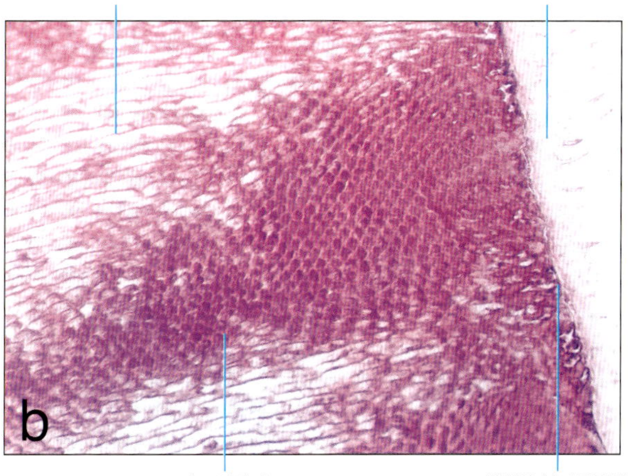

66 법랑질술과 법랑질엽판(가로단면 연마표본, 헤마톡실린염색)

관찰포인트

1. 법랑질 심층의 법랑질상아질접합에서 표면을 향해 술모양의 법랑질술이 관찰된다.
2. 법랑질 표면에서 심부를 향해 전체 층을 관통하는 얇은 판모양의 법랑질엽판이 관찰된다.

참고 1. 법랑질술은 저석회화도를 나타내는 법랑질막대의 집합으로 구성된다.
2. 법랑질엽판의 실체는 법랑질의 균열이라는 것을 이해한다.

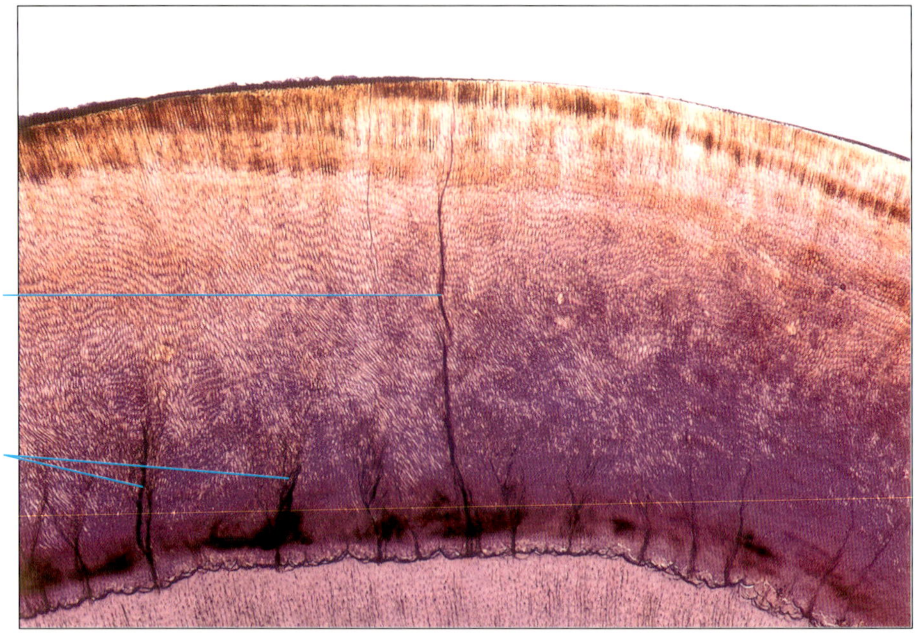

67 법랑질방추(세로단면연마표본, 무염색)

관찰포인트

1. 법랑질상아질접합에서 법랑질 표층을 향해 짧은 곤봉형태의 법랑질방추가 관찰된다.

참고 법랑질방추의 실체는 상아질세관의 말단이며 절단모서리나 교두정에 해당하는 법랑질상아질접합에 관찰되고 다른 부위에는 관찰되지 않는다는 것을 이해한다.

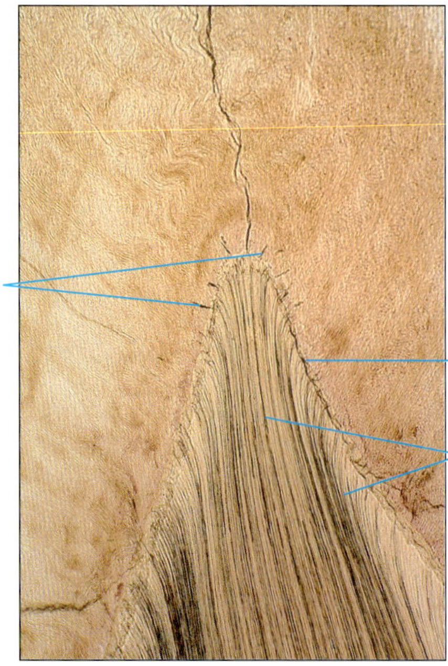

68 치아껍질(잇몸유두의 탈회표본, H-E염색)

관찰포인트

1. 탈회로 제거된 법랑질에 해당하는 잇몸의 최외층에 치아껍질이 관찰된다.

참고 1. 엄밀하게 말하면 치아껍질은 내외 두 층으로 구성되는데 본 표본에서 관찰할 수 있는 것은 외층의 이차치아껍질(이차법랑껍질)이며, 퇴축법랑상피가 각화된 균질하고 무구조한 얇은 막이다.

2. 구강에 노출된 부위의 치아껍질은 교합이나 교모에 의해 떨어져나간다는 것을 이해한다.

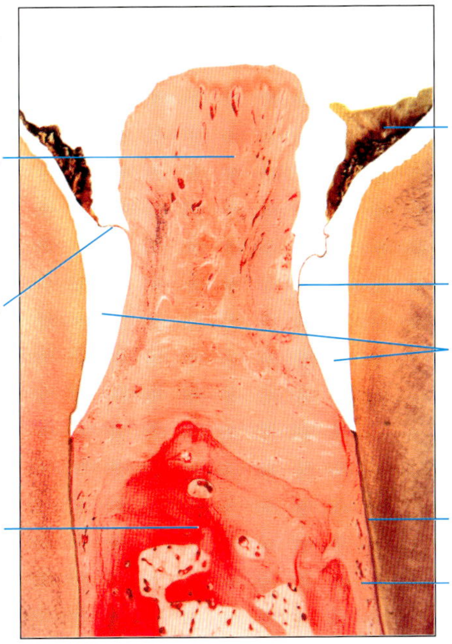

69 법랑질상아질접합(세로단면 연마표본, 무염색)

관찰포인트

1. 법랑질상아질접합은 평탄하지 않고 작은 요철이 연속되어 있다.

참고 법랑질상아질접합은 저배율로 관찰하면 거의 직선상이지만 고배율에서 최대풍융부 부근을 관찰하면 격렬한 물결무늬를 보인다. 법랑질과 상아질의 결합을 튼튼하게 하는 구조라고 생각된다.

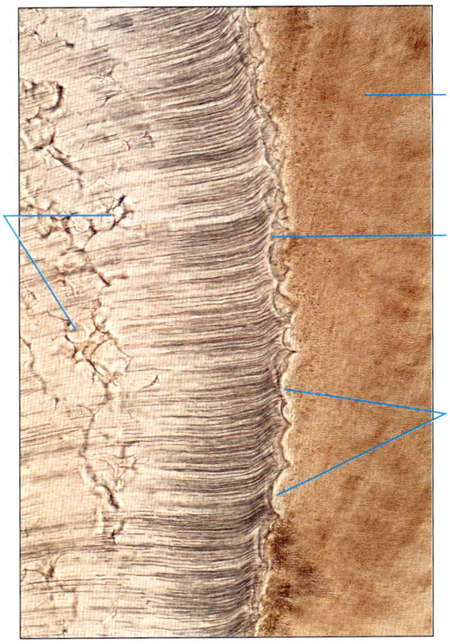

70 법랑질시멘트질접합(세로단면 연마표본, 무염색)

관찰포인트

1. 법랑질과 시멘트질의 경계면은 본 표본의 경우 시멘트질이 법랑질을 살짝 덮고 있다.

참고 1. 법랑질과 시멘트질의 경계면에서 세 가지 종류로 분류된다. (1) 시멘트질이 법랑질을 살짝 덮는 타입: 약 60%, (2) 법랑질과 시멘트질의 끝이 서로 접촉하는 타입: 약 30%, (3) 법랑질과 시멘트질이 접촉하지 않고 상아질의 일부가 노출해 있는 타입: 약 10%

2. 가령 잇몸퇴축과 함께 치아목부위가 노출되는 타입이 증가한다.

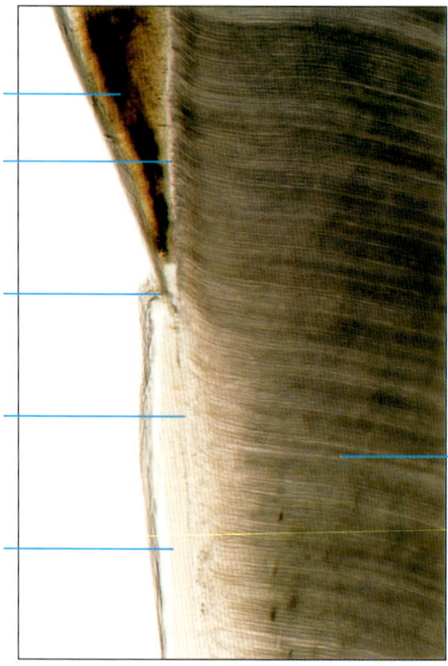

8 시멘트질의 발생과 미세구조

71~76

〔개요〕

시멘트질(cementum)은 치근상아질의 표면을 덮는 경조직이며, 치주인대의 Sharpey섬유(Sharpey' s fiber)가 바탕질 속에 박혀 치아를 지지한다. 따라서 시멘트질은 치아조직이면서 동시에 치주조직의 구성요소이기도 하다. 치아목부위에서는 법랑질시멘트질접합(enamel-cement junction, cementoenamel junction)에서 법랑질과, 치근부에서는 시멘트질상아질접합(cement-dentin junction, dentinocementum junction)에서 상아질과 접촉하고 있다. 시멘트질을 활발하게 형성하는 시기에는 미석회화된 풋시멘트질(precementum) 또는 유사시멘트질(cementoid)을 매개로 치주인대와 접촉하고 있다. 시멘트질의 영양은 치주인대로부터 확산에 의해 공급된다. 또한 연령변화, 병적상태에 따른 잇몸퇴축으로 치아목부 시멘트질의 일부가 구강에 노출되기도 하고, 잇몸의 접합상피(junctional epithelium)에 의해 덮이기도 한다.

1. 시멘트질의 발생(cementogenesis)

1) 시멘트질모세포의 분화(differentiation of cementoblasts)

치관형성이 종료된 법랑기관의 내 · 외법랑상피는 치아유두와 치아주머니 사이를 장래의 치근끝쪽을 향해 증식하고, Hertwig상피뿌리집(Hertwig' s epithelial sheath)을 형성한다. 이 상피뿌리집 세포의 내면에서 바닥막을 사이에 두고 접촉하는 치아유두의 표층세포는 상아질모세포(odontoblast)로 분화하고 치근상아질의 형성을 시작하는데 상피뿌리집는 치근상아질의 석회화 시작 전에 바닥막과 함께 찢어져 여러 개의 구멍이 뚫린 그물구조가 되어 치근상아질 표면으로부터 분리된다. 그물구조가 된 상피뿌리집의 상피세포끈은 그 후 장기간 치주인대 내에 잔존하고 Malassez상피세포잔존물(epithelial rests of Malassez)이 된다. 상피뿌리집의 구멍을 통해 섬유모세포(fibroblast), 미분화중간엽세포(undifferentiated mesenchymal cell)와 아교섬유(collagen fiber)를 주성분으로 하는 치아주머니 조직이 치근상아질 표면에 접촉한다. 이어 중간엽세포에서 시멘트질모세포(cementoblast)가 분화하고 시멘트질형성(cementogenesis)이 시작한다.

2) 시멘트질의 형성(cementogenesis)

시멘트질모세포(cementoblast)는 치근상아질의 표면과 접촉해 배열되고 있으며 과립세포질세망, 골지장치, 사립체가 발달한 전형적인 단백질을 합성, 분비하는 세포이다. 이 시멘트질모세포에 의해 형성되는 아교섬유는 시멘트질의 바탕질섬유(matrix fiber)가 되고 치근표면에 평행한 그물모양으로 배열한다. 한편 시멘트질모세포 사이의 간격을 통해 치아주머니의 섬유모세포로부터 만들어진 아교섬유다발이 치근상아질을 향해 직각으로 진입하고 이것이 장래의 Sharpey섬유(Sharpey' s fiber)가 된다. 바탕질섬유와 Sharpey섬유는 치근상아질 최표층의 아교섬유와 결합해 장래의 시멘트질상아질접합(cement-dentin junction[상아질시멘트질접합, dentinocementum junction])을 형성한다. 이렇게 해서 우선 미석회화 시멘트질인 풋시멘트질(precementum[유사시멘트질, cementoid])이 형성되고 이어 풋시멘트질이 일정한 두께로 형성되면 수산화인회석결정이 침착되어 석회화가 시작된다. 시멘트질의 석회화는 상아질의 석회화에 이어 첨가적 석회화가 진행된다.

시멘트질이 형성될 때 바탕질 내에 세포가 매입되어 있지 않은 시멘트질을 무세포시멘트질(acellular cementum)이라 하고, 완성된 치근의 치아목측 1/2~2/3에 분포한다. 이에 대해 치근끝쪽 1/2~1/3에는 기질 내에 시멘트질모세포가 매입된다. 이것을 유세포시멘트질(세포시멘트질, cellular cementum)이라 하고, 시멘트질모세포가 갇혀있는 공간을 시멘트질세포방(cementum lacuna)이라 한다. 또한 시멘트질세포방내에 완전히 수용된 시멘트질모세포를 시멘트질세포(cementocyte)라 한다.

시멘트질의 형성은 치아목측 무세포시멘트질에서 20~50㎛, 치근끝쪽 세포시멘트질에서 150~200㎛ 두께까지 진행되면 일단 완성되는데 그 후에도 미량이기는 하지만 평생 동안 계속해서 형성된다. 또한 시멘트질의 형성에는 주기적으로 휴지기가 관찰된다. 이 영역은 바탕질섬유가 적고 석회화도가 높기 때문에 H-E염색표본에서 헤마톡실린에 염색된다. 이것을 시멘트질의 성장선(incremental line[휴지선, resting line; 층판사이층, interlamellar layer])이라 한다.

2. 시멘트질의 미세구조(fine structure of cementum)

바탕질내 시멘트질세포(cementocyte)의 유무에 따라 무세포시멘트질(acellular cementum)과 세포시멘트질(celluar cementum)로 나뉜다. 뼈조직과 유사하지만 맥관과 신경을 가지고 있지 않다. 시멘트질세포가 들어있는 시멘트질세포방(cementum lacuna)에서 시멘트질세포의 돌기가 들어 있는 여러 개의 시멘트질세관(cementum canaliculus)이 치주인대방향으로 뻗어 있다. 시멘트질의 바탕질은 아교섬유와 점액다당류로 이루어져 있으며 여기에 수산화인회석결정이 침착되어 석회화된다. 아교섬유는 시멘트질의 표면에 대해 평행하게 주행하는 바탕질섬유(matrix fiber)와 치주인대 주섬유(principal fibers of periodontal membrane)가 시멘트질 내로 진입한 Sharpey섬유(Sharpey' s fiber)로 이루어진다. 전자를 시멘트질의 고유섬유(intrinsic fiber), 후자를 비고유섬유(extrinsic fiber)라고도 부른다. 무세포시멘트질에는 Sharpey섬유가 많고 바탕질섬유는 적다. 반대로 세포시멘트질에는 바탕질섬유가 많고 Sharpey섬유가 적다. 일반적으로 무세포시멘트질내 Sharpey섬유 다발의 개수는 이틀뼈보다 많다. 그러나 섬유다발의 두께는 이틀뼈 내에 있는 것이 더 두껍다. 또한 바탕질에는 바탕질섬유나 Sharpey섬유 등의 아교섬유 외에 치주인대에서 진입하는 소량의 옥시탈란섬유(oxytalan fiber)도 관찰된다. 바탕질에는 아교섬유가 적고 고도로 석회화된 성장선이 시멘트질 표면에 평행하게 주행한다.

시멘트질상아질접합의 미세구조에 관한 최근 연구에서는 시멘트질과 상아질의 결합에 아교섬유는 그다지 관여하지 않고 오히려 당단백질이 깊게 관여하는 것으로 판명되었다.

71 시멘트질의 발생(치아싹의 탈회절편표본, H-E염색)

관찰포인트

1. 형성 중인 치근상아질과 면하고 있는 Hertwig상피뿌리집이 찢어지고 그곳에 치아주머니의 중간엽세포에서 분화한 시멘트질모세포가 관찰된다.
2. 시멘트질모세포와 시멘트질상아질접합 사이에 풋시멘트질이 관찰된다.

참고 풋시멘트질의 형성은 시멘트질모세포에 의한 바탕질섬유의 형성과 섬유모세포에 의한 Sharpey섬유의 형성이 포함된다는 것을 이해한다.

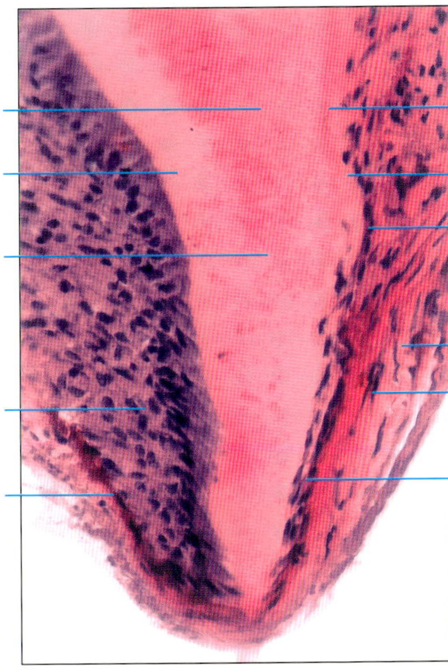

72 무세포시멘트질(세로단면 연마표본, 헤마톡실린염색)

관찰포인트

1. 치근상아질 외면에서 시멘트질세포가 없는 무세포시멘트질이 관찰된다.
2. 무세포시멘트질에서 헤마톡실린에 염색되는 성장선(휴지선)이 관찰된다.

참고 무세포시멘트질은 세포시멘트질에 비해 얇고 바탕질에 세포가 포함되지 않았으며 치아목부위 1/2~2/3에 분포하는지 관찰한다.

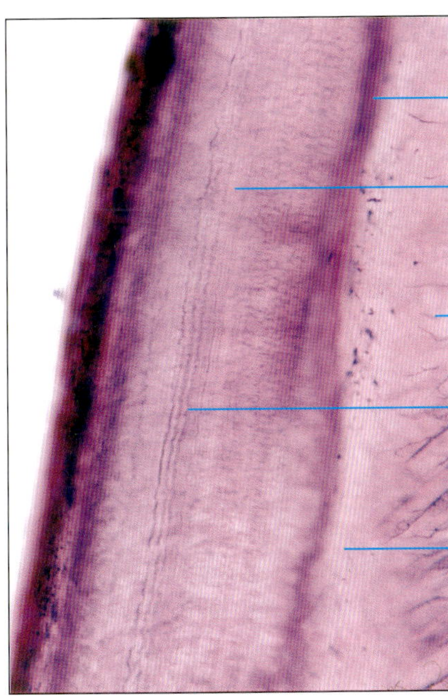

73 세포시멘트질(a: 무염색 세로단면 연마표본, 편광현미경상; b: a의 확대상)

관찰포인트

1. a: 치근끝부위의 상아질 외면에 시멘트질세포방을 갖는 세포시멘트질이 분포하고 있다.
2. b: 시멘트질세포방에서 다수의 미세한 시멘트질세관이 치근 표면을 향해 뻗고 있다.

참고
1. 세포시멘트질은 바탕질에 세포가 박혀있으며, 무세포시멘트질에 비해 두껍다. 또한 치근끝쪽 1/3~1/2에 분포한다.
2. 시멘트질세관의 주행에서 시멘트질의 영양은 치주인대에서 공급된다는 것을 이해한다. 또한 연마표본에서는 시멘트질세포를 관찰할 수 없으므로 탈회절편표본으로 관찰을 시도한다.
3. 시멘트질세관은 끝이 막힌 종류와 인접 세관과 연결되는 종류가 있다.

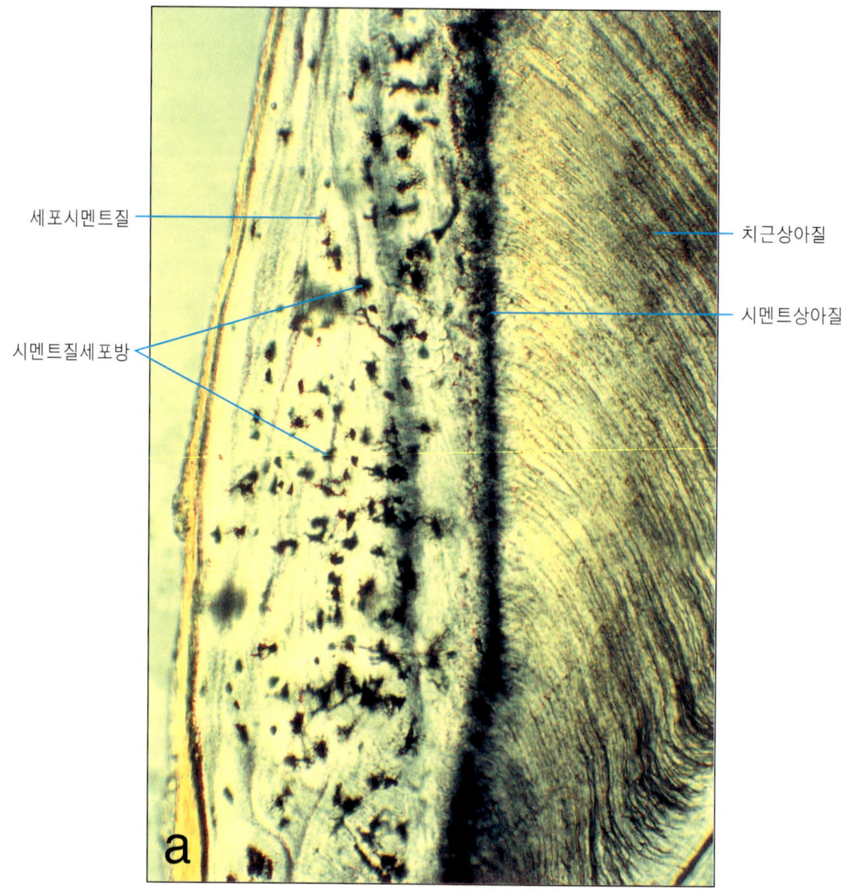

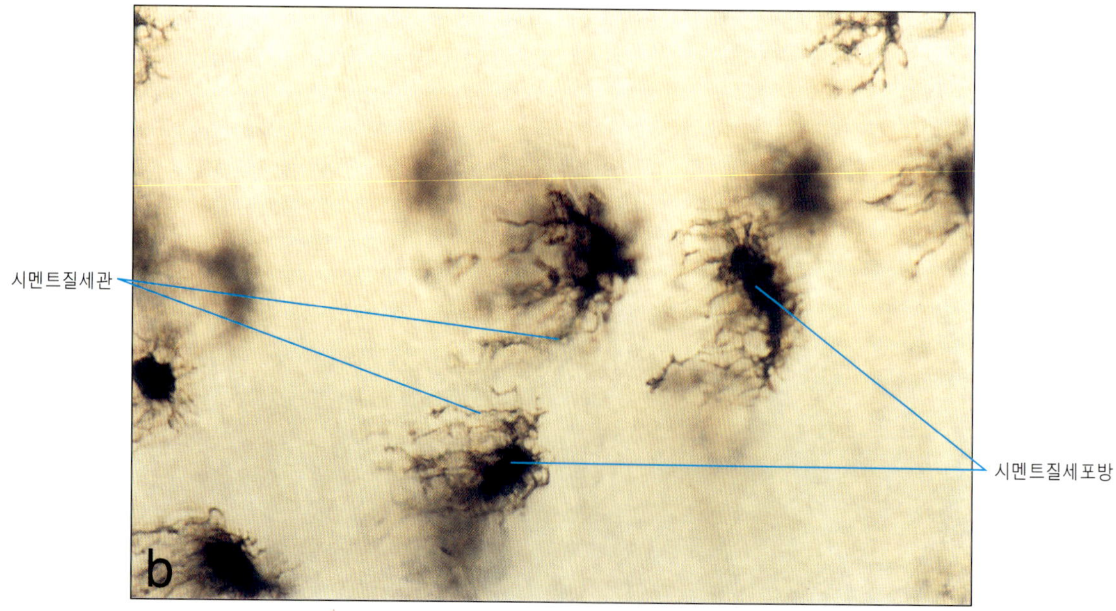

74 시멘트질세포의 EM상(a: 투과전자현미경상, ×12,500; b: 주사전자현미경상, ×3,200)

관찰포인트

1. a: 시멘트질세포방에는 시멘트질세포가, 시멘트질세관에는 시멘트질세포의 돌기가 관찰된다.
2. a: 시멘트질세포방에서 나오는 시멘트질세관은 치주인대측을 향하고 있다.
3. b: 시멘트질세포의 세포체에서 치주인대측으로 뻗는 세포돌기가 입체적으로 관찰된다.

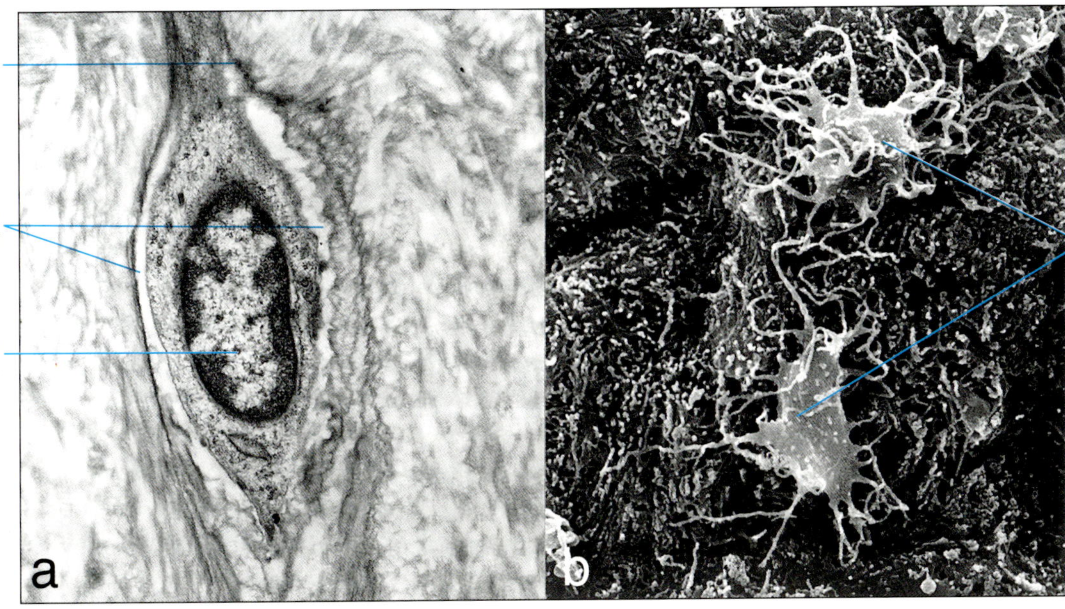

75 시멘트질의 Sharpey섬유(a: 치아목부위 시멘트질의 접선단면, H-E염색; b: 치근끝부위 시멘트질의 접선단면, H-E염색; c: 치아목부위 시멘트질의 접선단면, 절편은도금)

관찰포인트

1. a: Sharpey섬유다발이 치밀하게 분포하고 있다.
2. b: Sharpey섬유다발의 분포가 a에 비해 치밀하지 못하다.
2. c: 바탕질섬유가 Sharpey섬유를 그물눈의 형태로 둘러싸고 있다.

참고 Sharpey섬유의 밀도는 치아목부위의 무세포시멘트질과 치근끝부위의 세포시멘트질에 차이가 있다는 것을 이해한다.

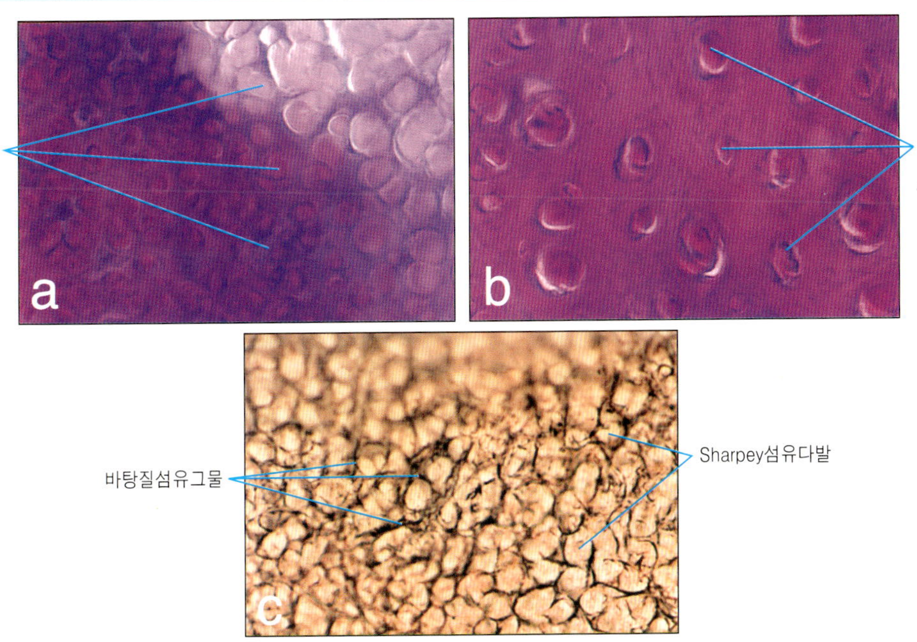

76 시멘트질의 EM상(시멘트질의 Sharpey섬유, a: 투과전자현미경상, ×20,000; b: 주사전자현미경상, ×1,400)

관찰포인트

1. a: 시멘트질의 Sharpey섬유는 시멘트질 표면에 직각으로 교차하듯이 주행하고 치주인대의 주섬유에 연속되어 있다.
2. b: 시멘트질의 Sharpey섬유와 치주인대의 주섬유와의 연락이 입체적으로 관찰된다.

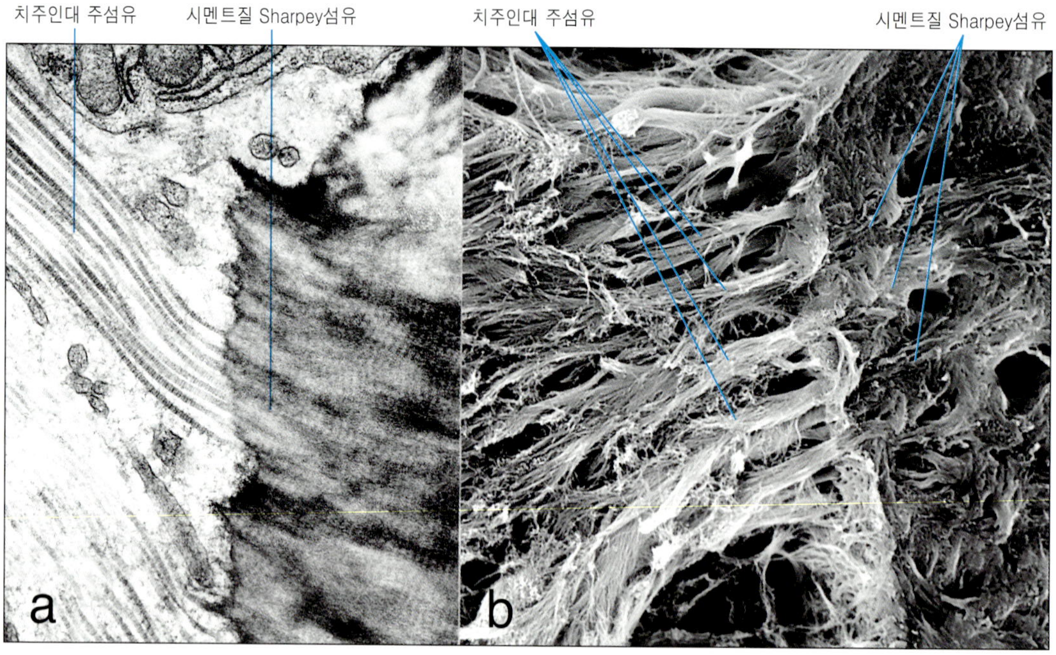

9 치주인대의 발생과 미세구조

77~85

〔개요〕

치주인대(periodontal ligament)는 치주인대공간을 채우는 섬유성 결합조직이며, 시멘트질과 이틀뼈 사이를 두꺼운 아교섬유다발로 연락해 치아를 지지한다. 또한 교합력의 완충이라는 물리적 기능을 하고, 혈관을 통해 시멘트질, 이틀뼈 및 잇몸 등의 인접조직에 영양을 공급한다. 치아이동이나 치주조직의 재생시 시멘트질이나 뼈조직의 흡수첨가에도 관여한다. 치주인대의 두께는 약 0.25mm이지만 치아 부위나 기능 상태에 따라 크게 변한다. 치아목부위에서 두껍고 치근중앙부에서 가장 얇다. 또한 앞니보다 어금니에서 두껍다. 젊은이는 고령자보다 두껍다. 대합치 발거로 얇아진다.

1. 치주인대의 발생(development of the periodontal ligament)

치주인대는 시멘트질, 이틀뼈의 형성과 밀접한 관계가 있으며, 치아주머니의 내층(혈관층)에서 형성된다. 치주인대 주섬유(principle fibers of periodontal membrane)는 치근형성과 함께 시멘트질측에 발현하며, 이어 이틀뼈측에도 출현한다. 이들 주섬유는 치주인대의 섬유모세포에 의해 형성되며, 시멘트질측은 끝을 시멘트질모세포가 형성되는 시멘트질 내에, 또한 이틀뼈측은 끝을 뼈모세포가 형성되는 뼈바탕질 내에 각각 매입해 Sharpey섬유가 된다. 이들 주섬유의 다른 쪽 끝은 치주인대 중앙을 향해 연장되고 서로 접근한다. 치주인대의 형성이 진행됨에 따라 두 끝은 중앙에서 서로 접합하게 된다.

시멘트질과 이틀뼈를 연결하는 연속된 주섬유는 치아맹출과 함께 우선 치아목부위에서 발현되며, 그후 맹출이 진행됨에 따라 치근끝쪽에서도 관찰된다. 맹출이 종료되면 치주인대의 주섬유는 점점 다발이 두꺼워지고, (1) 이틀능선군(alveolar crest group), (2) 수평군(horizontal group), (3) 빗군(oblique group), (4) 치근끝군(apical group), (5) 치근사이군(interradicular group, 다근치만)의 다섯 가지의 특징적인 배열방향을 보이게 된다. 주섬유는 시멘트질에서 시작해 이틀뼈를 향해 갈수록 서로 합류하므로 두꺼워진다. 또한 최근에는 이틀뼈를 관통하는 이틀뼈 통과섬유(transalveolar fiber)가 보고되고 있다.

치주인대에는 아교섬유 외에 옥시탈란섬유(oxytalan fiber)의 존재가 관찰된다. 이것은 치주인대의 혈관벽에서 발생하며 치주인대 내를 가로로 주행하고 시멘트질로 진입해 종료된다. 옥시탈란섬유는 치아가 못박이관절을 이루는데 관여하고 치주인대의 혈관을 지지한다고 생각된다.

2. 치주인대의 미세구조(fine structure of the periodontal membrane)

치주인대의 세포성분에는 섬유모세포(fibroblast), 상피세포(Malassez상피세포잔존물, epithelial rests of Malassez), 시멘트질모세포(cementoblast), 뼈모세포(osteoblast), 뼈파괴세포(osteoclast), 치아파괴세포(odontoclast), 미분화중간엽세포(undifferentiated mesenchymal cell) 외에 혈관이나 신경의 구성세포가 있다. 또한 방어세포로서 원형세포(round cell), 조직구(histiocyte)가 관찰되기도 한다.

섬유성분은 아교섬유가 대부분을 차지하므로 이것을 치주인대 주섬유(principal fibers of periodontal ligament)라 한다. 이외에 소량의 옥시탈란섬유(oxytalan fiber)가 있다. 치주인대 주섬유는 시멘트질과 이틀뼈 사이를 최단거리로 연결하는 것이 아니라 치아 부위에 따른 기능적 요청에 알맞도록 위에서 설명한 바와 같이 다섯 가지 특징적인 주행을 보이는 섬유다발을 형성한다. 이 섬유다발 속에는 맥관이나 신경섬유가 성긴 섬유성 결합조직에 싸여서 지나가는 공간이 있는데 이것을 사이질공간(interstitial[vasoneural]) space)이라 한다.

치주인대에는 위 · 아래이틀동맥의 가지가 들어있다. 분포정도는 앞니보다 어금니에서 높고 위턱보다 아래턱에서 높다. 또한 단근치는 치아목측 1/3이 가장 높고 이어 치근끝쪽 1/3이 높다. 따라서 발치와에서의 혈병 형성은 치아목부위와 치근끝부위에서 빠르다.

신경섬유는 위 · 아래이틀신경의 가지가 혈관을 따라 분포한다. 말이집신경섬유와 민말이집신경섬유가 존재한다. 혹처럼 생긴 루피니소체나 자유신경종말이 치주인대 주섬유 주위에 존재하며 압각이나 촉각, 통각의 수용기로서 기능한다.

77 치주인대의 발생(치아싹의 탈회절편표본, H-E염색)

관찰포인트

1. 성숙한 치아주머니는 내층(혈관층), 사이층, 외층(섬유층)으로 나눌 수 있다.

참고 치주인대는 치아주머니의 내층에 유래한다는 것을 이해한다.

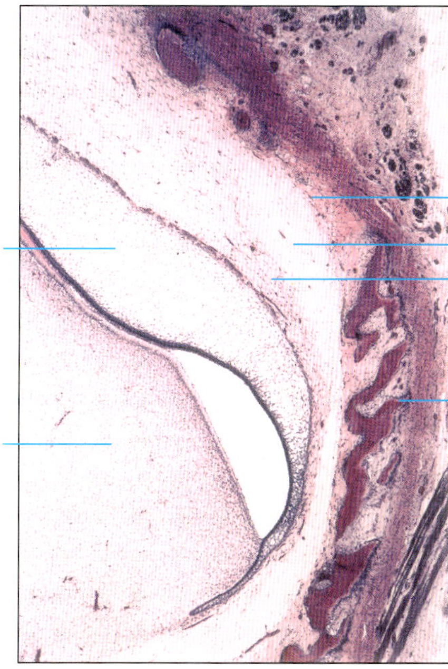

78 치주인대의 세포(치주인대의 수평절단 절편, H-E염색)

관찰포인트

1. 치주인대의 세포성분에는 섬유모세포가 가장 많이 관찰된다.
2. 치근면에 시멘트질모세포가 보이며, 그 근방에 Hertwig상피뿌리집이 찢어져 만들어진 세포군인 Malassez상피세포잔존물이 관찰된다.

참고 치주인대는 치밀한 섬유성 결합조직이며 세포성분에는 섬유모세포가 가장 많이 관찰된다. 또한 시멘트질이나 이틀뼈의 형성세포(시멘트질모세포, 뼈모세포), 흡수세포(치아파괴세포, 뼈파괴세포), 다양한 방어세포(원형세포, 조직구), 미분화중간엽세포가 존재한다는 것을 이해한다. 특징적인 상피세포로서 Hertwig상피뿌리집이 찢어져 Malassez상피세포잔존물이라는 세포덩어리로 남아있는 것을 관찰한다.

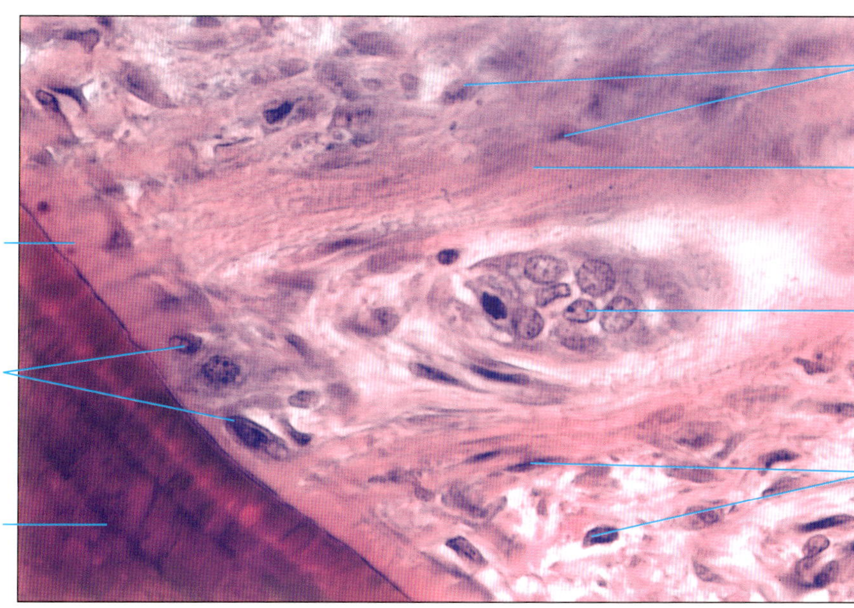

79 치주인대의 EM상 Ⅰ (섬유모세포의 투과전자현미경상, ×6,000)

관찰포인트

1. 치주인대의 섬유모세포의 세포체는 방추형을 보인다.
2. 핵 주위 세포질에 발달한 골지장치, 풍부한 과립세포질세망, 분비과립 및 노화된 아교섬유를 둘러싸는 용해소체가 관찰된다.
3. 세포 주위에는 제 I 형 아교질로 이루어진 치주인대의 주섬유가 치밀하게 분포하고 있다.

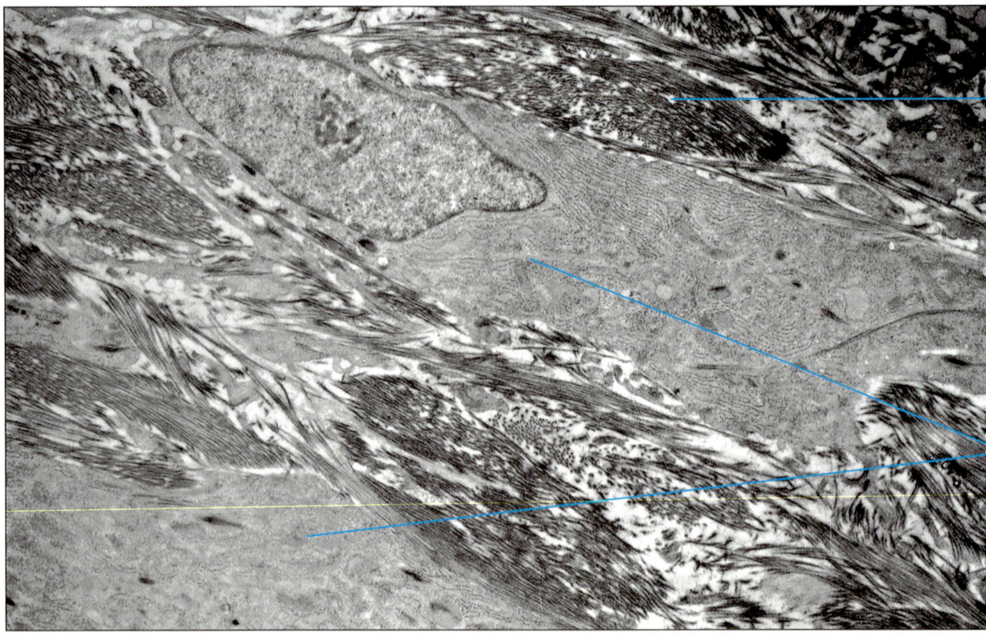

80 치주인대의 EM상 Ⅱ (조직구(큰포식세포)의 투과전자현미경상, ×6,000)

관찰포인트

1. 불규칙한 세포외형을 보이며 한쪽에 함몰된 핵을 갖는 조직구(큰포식세포)가 관찰된다.
2. 세포 내에는 많은 포식소체와 용해소체가 관찰된다.
3. 주위에 있는 섬유모세포의 세포돌기에는 아교섬유가 들어가 있는 상이 관찰된다.

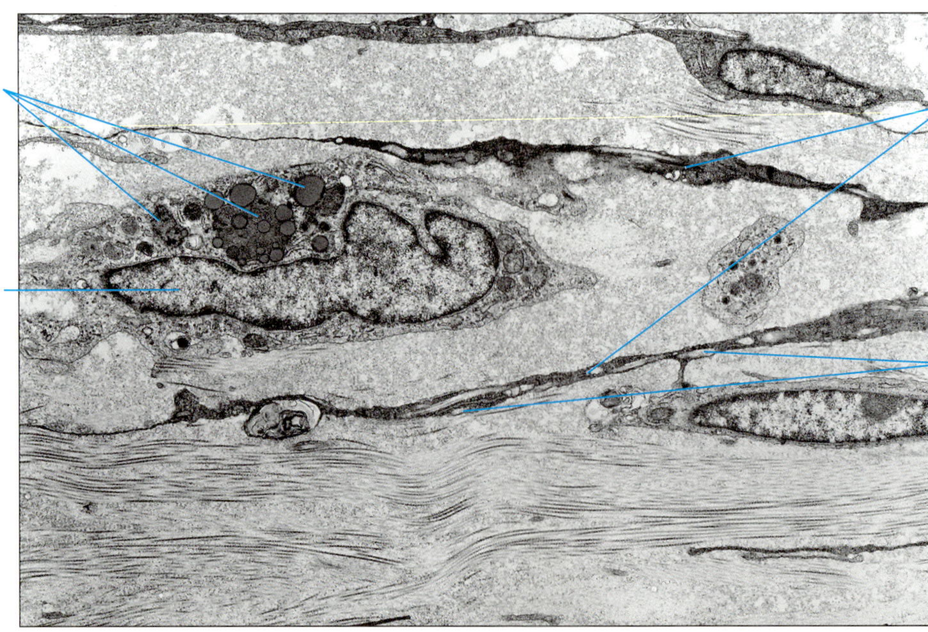

81 치주인대의 주섬유(a: 치아와 치주조직의 세로단면 절편표본, H-E염색, b: 치아와 치주조직의 가로단면 절편표본, H-E염색)

관찰포인트

1. a: 치주인대의 주섬유가 특징적인 주행을 보이고 있다.
2. b: 치주인대 주섬유는 시멘트질과 이틀뼈 사이를 최단거리로 잇는 것은 아니다.

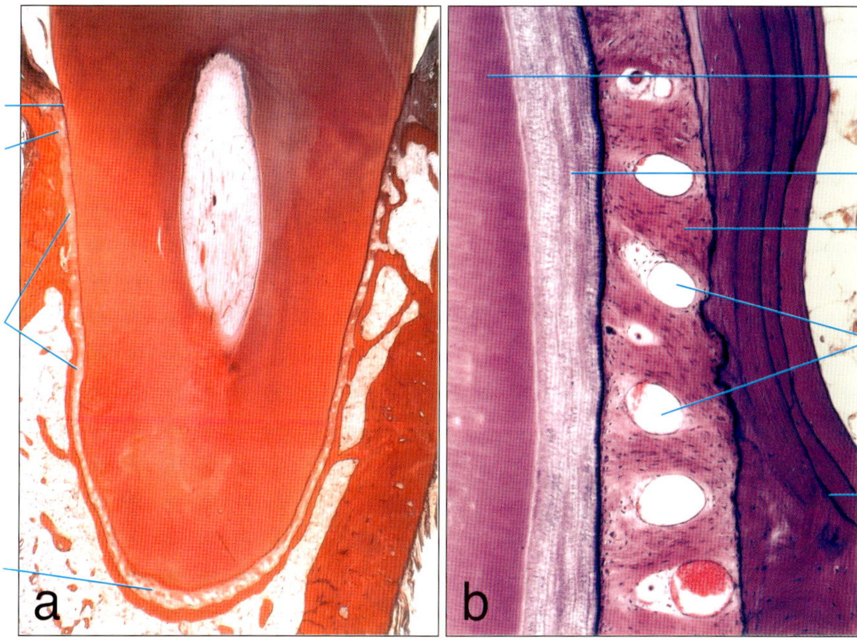

82 치주인대의 EM상 Ⅲ (아교섬유의 투과전자현미경상, ×60,000)

관찰포인트

1. 아교미세원섬유 다발로 이루어진 아교섬유가 관찰된다.
2. 아교미세원섬유의 세로단면상에는 64~67nm 간격의 가로줄무늬 구조가 관찰된다.

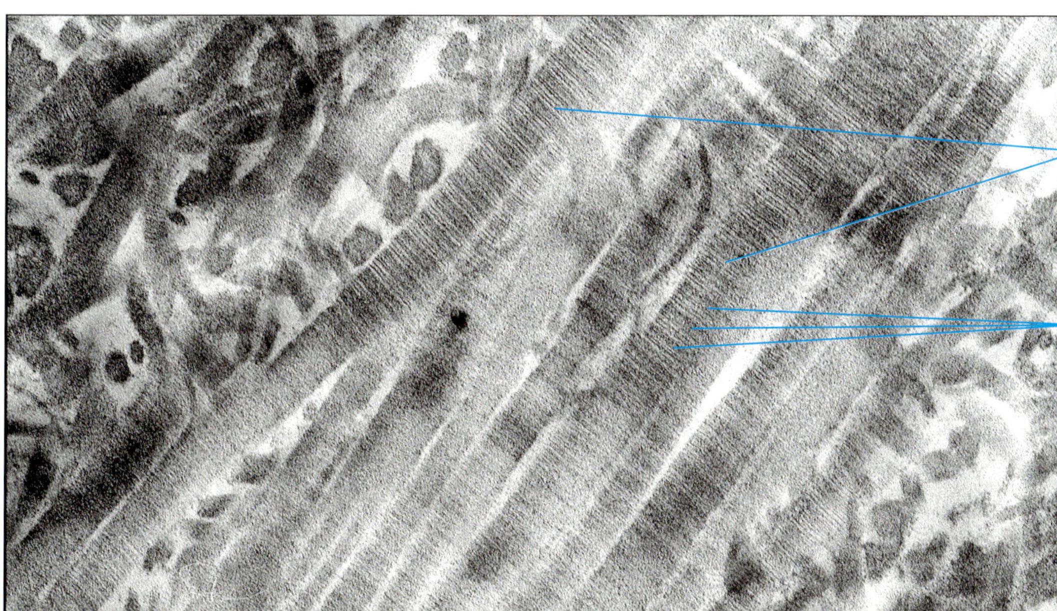

83 치주인대의 EM상 Ⅳ (옥시탈란섬유의 투과전자현미경상, ×62,500)

관찰포인트

1. 직경 10~15nm 미세원섬유의 집합체인 옥시탈란섬유가 관찰된다.

참고 1.미세원섬유의 집합체는 전체적으로 0.1~1.5㎛의 직경을 보인다.

2. 옥시탈란섬유는 시멘트질의 표층에는 침입하는데 이틀뼈에는 들어가지 않는다.

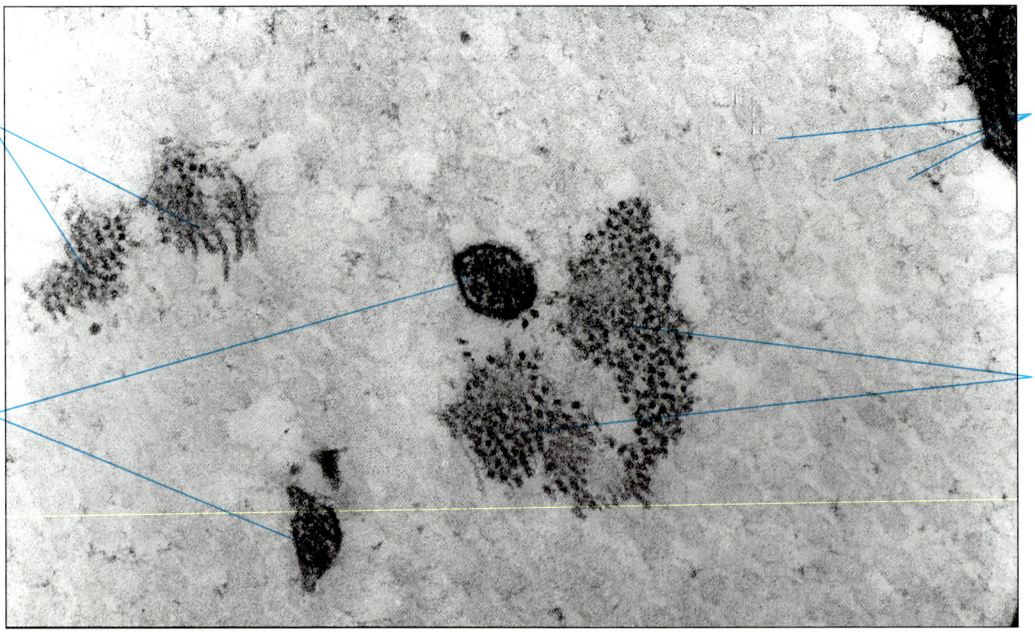

84 사이질공간(치주인대의 수평단절편, H-E염색)

관찰포인트

1. 치주인대에 분포하는 신경과 맥관이 들어있는 사이질공간이 관찰된다.
2. 사이질공간내 혈관과 신경섬유는 성긴 섬유성 결합조직으로 싸여있으며, 그곳에는 주섬유가 관찰되지 않는다.

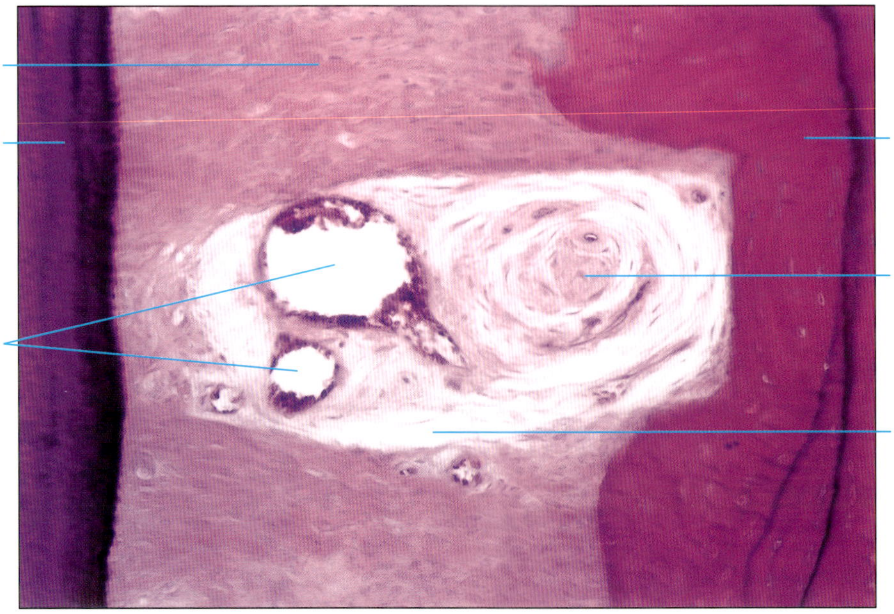

85 치주인대의 EM상 Ⅴ (사이질공간의 투과전자현미경상, ×4,800)

관찰포인트

1. 사이질공간에는 모세혈관, 말이집 및 민말이집신경섬유, 말이집세포가 관찰된다.
2. 바탕질에는 제 I 형 아교질 외에 옥시탈란섬유가 치밀하게 분포하고 있다.

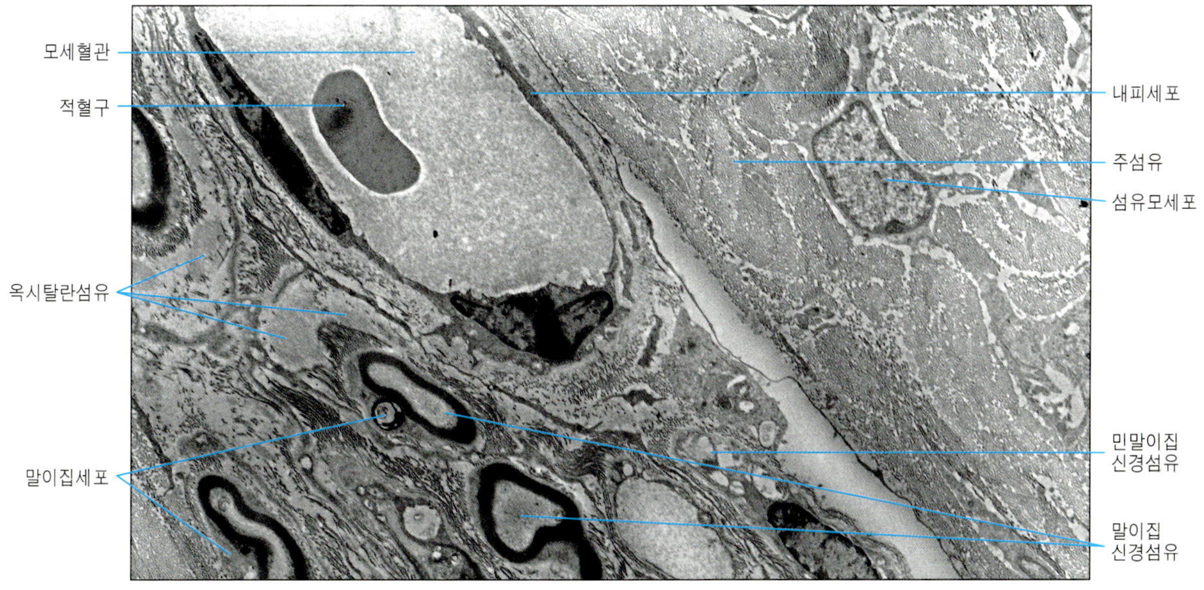

10 이틀뼈의 발생과 미세구조

86~88

〔개요〕

이틀뼈(alveolar bone)는 이틀(dental alveolus[이틀공간, alveolar cavity])을 형성하고 치아를 지지하는 위 · 아래턱뼈의 부분이다. 해부학적으로 위턱뼈의 이틀돌기(alveolar process)와 아래턱뼈의 이틀부분(alveolar part)을 나타낸다. 이틀 입구의 모서리를 이틀능선(alveolar crest[이틀모서리, alveolar margin])이라 한다. 이틀능선의 위치는 법랑질시멘트질접합의 1~2mm 치근끝쪽에 있고, 상피부착의 치근끝쪽 끝에서 약 1mm 치근끝쪽에 있다고 한다. 이틀과 이틀 사이의 벽을 이틀사이중격(interalveolar septum)이라 한다. 또한 큰어금니부위에서는 치근의 개수에 맞게 치조 내부에 중격이 있는 이것을 치근사이중격(interradicular septum)이라 한다. 이틀 외벽에는 치근과 일치한 이틀융기(alveolar eminence)가 관찰된다. 이틀뼈는 다른 뼈와 마찬가지로 항상 흡수와 첨가가 진행되는 뼈교체가 일어난다. 특히 치아의 생리적 근심이동이나 치아교정에 의한 치아 이동시 현저하다. 이때 압박측에서는 흡수가, 견인측에서는 첨가가 진행된다. 치아를 상실하면 이틀뼈는 흡수되어 소실된다.

1. 이틀뼈의 발생(development of the alveolar bone)

이틀뼈의 형성은 위 · 아래턱뼈의 바닥뼈(basal bone)의 형성에 연이어 시작된다. 치아싹의 발생이 종시기에 도달할 즈음 바닥뼈의 형성은 치아싹의 바닥까지 진행되고 그곳에서 치아싹의 입술(볼)측, 혀(입천장)측에 뼈판이 형성된다. 이들 뼈판이 초기 이틀뼈이며, 입술(볼)측 골판을 바깥이틀판(lateral alveolar plate), 혀(입천장)측 뼈판을 안이틀판(medial alveolar plate)이라 한다. 이 시기의 뼈는 층판구조를 갖지 않는 유약한 섬유뼈(woven bone)이다. 또한 이틀뼈는 치아주머니에 유래하며 바닥뼈는 위 · 아래턱 돌기의 중간엽에서 유래한다. 이후 이틀뼈의 형성은 치근, 치주인대의 형성과 밀접한 관계를 유지하면서 첨가와 흡수를 반복하며 진행된다.

치아가 구강 내에 맹출하면 이틀뼈는 고유이틀뼈(alveolar bone proper)와 지지이틀뼈(supporting alveolar bone)의 구별이 명확해진다. 고유이틀뼈는 치주인대의 주섬유를 Sharpey섬유의 형태로 수용하는 섬유다발뼈(다발뼈, bundle bone)와 심층의 층판골(lamellated bone)로 구별된다.

2. 이틀뼈의 미세구조(fine structure of the alveolar bone)

이틀뼈는 해부학적으로 고유이틀뼈(alveolar bone proper)와 지지이틀뼈(supporting alveolar bone)로 분류된다. 고유이틀뼈는 치주인대에 면하는 치조 내벽을 구성하는 치밀뼈이며, 치주인대의 Sharpey섬유가 박혀 치아를 직접 지지한다. 방사선상에서는 치근과 평행하게 주행하는 0.3mm 전후의 방사선 불투과성의 선으로 인식되므로 이 부분을 경질판(lamina dura)이라고도 한다. 또한 치주인대공간과 골수공간을 연결하는 Volkmann관(Volkmann's canals[관통관, perforating canals])이 다수 개구해 체와 같은 형태를 보이므로 사판(cribriform plate)이라고도 부른다. 지지이틀뼈는 이틀의 입술(볼)측 벽(외판)과 혀(입천장)측 벽(내판)을 구성한다. 조직학적으로 표층에서 치밀질로 이루어진 피질판(cortical plate)과 심부 해면질로 이루어진 해면뼈(spongy bone)로 구분된다.

이틀뼈의 두께는 위 · 아래턱의 앞니부위의 경우 구강전정측이 고유구강측보다 얇지만 어금니부위에서는 반대로 구강전정측이 고유구강측보다 두껍다. 특히 아래턱 어금니부위에서 이 특징이 현저하다.

1) 고유이틀뼈(alveolar bone proper)

(1) 다발뼈(bundle bone)

다발뼈는 고유이틀뼈 중에서 치주인대에 면한 부분이며 치주인대 주섬유를 이루는 Sharpey섬유속을 다량으로 수용해 치아를 직접 지지하고 있다. Haversian층판(Haversian lamella)은 없고 뼈 표면과 평행하게 주행하는 주위층판으로 이루어져 있다. 성장선(incremental line[휴지선, resting line])이 다수 관찰된다. 원칙적으로 원심측과 이틀바닥에서 두껍다. 뼈의 성장이나 치아 이동과 함께 압박측에서는 뼈의 흡수상이 관찰되며, 크고 작은 흡수공간(Howship소와, Howship' s resorption lacuna)에 뼈파괴세포(osteoclast)가 관찰된다. 한편 견인측은 뼈의 첨가가 활발하며 두꺼운 풋뼈(osteoid)가 관찰된다. 아래의 층판뼈와의 경계선은 불규칙한 주행을 보이는 반전선(reversal line)이 관찰된다.

(2) 층판뼈(lamellated bone)

층판뼈는 다발뼈의 외층에 위치하며 치주인대의 Sharpey섬유는 진입하지 않는다. 대부분이 Haversian층판으로 구성되며, 일부 사이층판도 관찰된다. 하버시안 층판의 중심에는 Haversian관(Heversian canal)이 들어 있다. 다발뼈에 비해 바탕질섬유가 많고 저석회화도를 보인다.

2) 지지이틀뼈(supporting alveolar bone)

(1) 피질뼈(cortical plate)

피질뼈는 이틀의 입술(볼)측 벽(외판)과 혀(입천장)측 벽(내판)의 표층이며 치밀질로 구성된다. 치관측은 이틀능선에서 고유이틀뼈로 이행하고 치근끝쪽은 위턱몸통 또는 아래턱몸통 표면의 치밀질로 이행한다. 표층의 바깥주위층판과 Haversian층판으로 구성된다. 표면은 뼈막으로 덮여 있다. 일반적으로 위턱보다 아래턱에서 두껍고 특히 아래턱 어금니 부위의 볼쪽이 두껍다.

(2) 해면뼈(spongy bone)

해면뼈은 고유이틀뼈와 피질판 사이를 채우는 영역이며 뼈잔기둥(bone trabecula)과 골수로 이루어져 있다. 아래턱에서는 적고 위턱에서 많다. 또한 혀쪽은 입술(볼)쪽보다 많다. 특히 앞니부위의 입술쪽은 해면뼈가 결여된 경우가 있는데, 이 경우에는 고유이틀뼈와 피질판이 유합되어 있다. 뼈잔기둥은 치아에 가해지는 교합압에 저항하도록 역학적인 배열을 보인다. 즉 치아목부위에서 치근중앙부위까지 수평방향으로 배열되고 치근끝부위에서는 방사상으로 배열된다.

86 이틀뼈의 발생(태아 머리 전두단면 절편, H-E염색)

관찰포인트

1. 아래턱뼈의 바닥뼈에서 치아주머니의 영역을 향해 이틀뼈가 형성되고 있다.
2. 치아주머니와 아래이틀신경을 둘러싸듯이 초기 이틀뼈인 바깥이틀판과 안이틀판이 관찰된다.

참고 아래턱뼈는 막내뼈발생 양식으로 형성된다는 것을 이해한다.

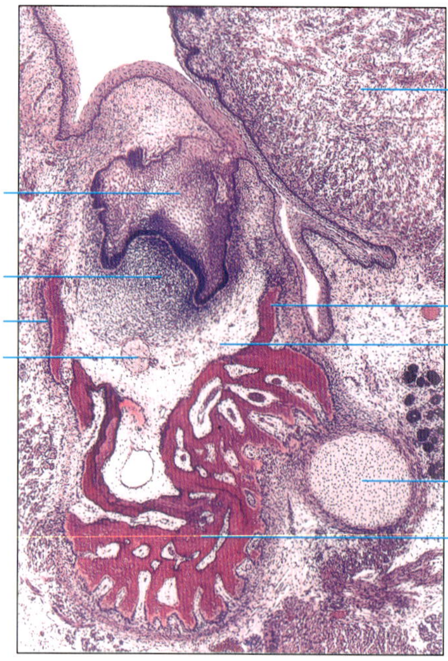

87 고유이틀뼈(치아와 치주조직의 세로단면 절편, H-E염색)

관찰포인트

1. 치주인대의 Sharpey섬유를 수용하는 다발뼈와 심층 층판뼈로 이루어진 고유이틀뼈가 관찰된다.
2. 뼈층판이나 성장선, 반전선 등의 미세구조가 관찰된다.

참고 근심이틀뼈와 원심이틀뼈에서 다발뼈의 두께, 형성 또는 흡수상을 비교, 관찰한다. 또한 한 개의 Haversian관과 그것을 둘러싸는 Haversian층판이 치밀뼈의 주된 구성단위이며, 이것을 뼈단위(osteon)라 한다.

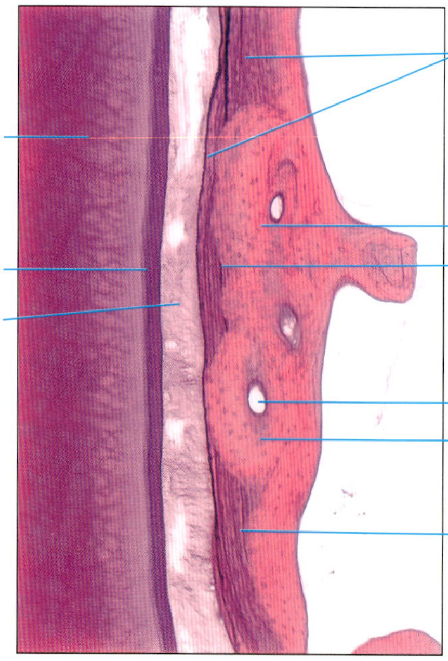

88 지지이틀뼈(치아와 치주조직의 세로단면 절편, H-E염색)

관찰포인트

1. 피질판과 해면뼈로 이루어진 지지이틀뼈가 관찰된다.
2. 지지이틀뼈는 이틀능선에서 고유이틀뼈로 이행하고 있다.
3. 지지이틀뼈의 중심에는 경조직을 포함하지 않는 골수가 관찰된다.

참고 치아의 종류에 따른 두께의 차이, 해면뼈의 뼈잔기둥 배열을 관찰한다.

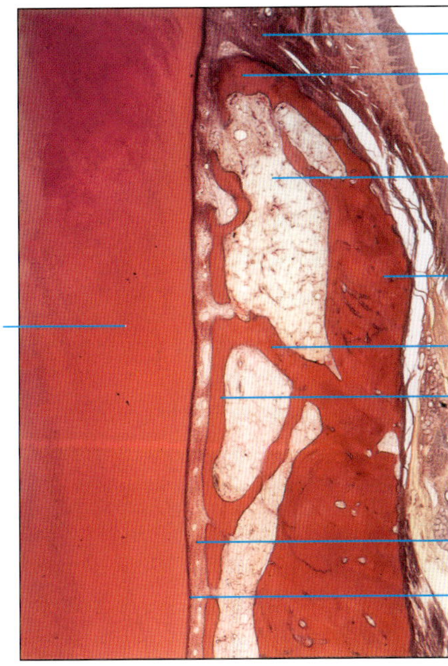

11 잇몸의 발생과 미세구조

89~93

〔개요〕

잇몸(gingiva, gum)은 치아목부위와 이틀능선부위를 덮는 구강점막을 가리키며 치관측은 자유끝이고 그 꼭대기를 잇몸능선(gingival crest[잇몸모서리, gingival margin])이라 하며, 치근측은 점막잇몸접합부(mucogingival junction)에서 이틀점막(alveolar mucosa)으로 이행하고 또한 법랑질시멘트질접합과 이틀능선을 연결하는 선에 의해 치주인대로 이행한다. 다만 위턱 입천장측은 잇몸도 입천장점막과 함께 저작점막(masticatory mucosa)에 속하며, 둘의 경계가 불분명하다. 조직학적으로 점막상피(잇몸상피, gingival epithelium)와 점막고유층으로 이루어지며, 점막밑조직과 샘은 결여되어 있다. 치아와 이틀뼈에 강하게 결합하고 있고 비가동성이다. 색조는 각화가 강하기 때문에 붉은 색이 약하고 분홍색을 띠는데 멜라닌색소가 침착하면 검은 색을 띤다.

잇몸은 유리잇몸고랑(free gingival groove)에 의해 유리잇몸(free gingival[변연잇몸, marginal gingival])과 부착잇몸(attached gingiva)으로 나뉜다. 전자는 치아목부위를 고리처럼 둘러싸는 폭이 좁은 부분이며 치면에서 살짝 유리되어 있다. 후자는 잇몸이나 이틀뼈에 강하게 부착되어 있고 표면점각이라고 하는 작은 함몰이 표면에 다수 존재한다. 표면점각의 발달도는 개체, 연령, 건강상태에 따라 다르다. 또한 원뿔모양의 치아사이공간을 채우는 부분이 치아사이유두(interdental papilla[유두잇몸, papillary gingival])가 된다. 치아사이유두 중에서 융기된 치아사이 부분을 치아사이함몰부잇몸(interdental col)이라 한다.

치아목 주위를 둘러싸고 있는 유리잇몸과 치면 사이의 좁은 고랑을 잇몸고랑(gingival sulcus)이라 한다. 일반적으로 앞니부위에서는 얕고 어금니부위에서는 깊다. 정상 깊이는 0.5~1.0mm이고, 그것보다 깊은 것은 병적인 상태로 치아주위주머니(periodontal pocket)라 부른다.

1. 잇몸의 발생(development of the gingiva)

잇몸은 잇몸상피와 잇몸고유층으로 이루어지며, 상피성 부분은 법랑기관과 구강점막 상피에서 유래하고 고유층은 치아주머니에서 유래하는 다기원성 조직이다. 맹출 직전 법랑질은 퇴축법랑상피(reduced enamel epithelium)로 덮여 있으며, 가장 안쪽은 퇴축법랑질모세포(reduced ameloblast)층으로 그 외측은 법랑기관의 기타 구성상피로 이루어진다. 또한 치아싹과 구강점막 사이는 치아주머니 조직에 의해 채워져 있다.

맹출이 시작되면 그 부위의 퇴축법랑상피와 구강점막상피의 세포가 증식, 비후한다. 그 결과 두 상피가 접촉, 유합한다. 맹출이 진행되어 치관 일부가 구강 내에 노출되면 유합한 두 상피 중 퇴축법랑상피에 유래하는 부분은 접합상피(junctional epithelium)가 되고, 구강점막상피에 유래하는 부분은 구강고랑상피(oral sulcular epithelium)와 바깥변연상피(external marginal epithelium[구강잇몸상피, oral gingival epithelium])가 된다.

잇몸고유층은 치아주머니의 사이층과 외층(섬유층)에서 유래하며 내층(혈관층)에서는 유래하지 않는다. 퇴축법랑상피와 구강점막상피 사이를 채우고 있던 치아주머니 조직이 치아맹출과 함께 잇몸상피의 하층을 채우는 잇몸고유층이 된다. 조직학적인 구성요소는 세포가 8%, 섬유가 57%, 맥관과 신경이 35%이다. 이중 섬유성분은 치아가 맹출해 교합을 담당하게 되면 기능적인 배열을 보이게 된다.

2. 잇몸의 미세구조(fine structure of the gingiva)

1) 잇몸상피(gingival epithelium)

중층편평상피로 이루어져 있다. 잇몸능선을 경계로 치아와 면하는 속변연상피(inner marginal epithelium)와 구강에 면하는 바깥변연상피(external marginal epithelium[구강잇몸상피, oral gingival epithelium])로 나뉜다. 속변연상피는 잇몸고랑에 면하는 구강고랑상피(sulcular epithelium)와 치면에 부착하는 접합상피(junctional epithelium[부착상피, attached epithelium])로 나뉜다. 잇몸고랑 바닥의 상피는 접합상피로 구성된다. 잇몸상피와 하층의 고유층 간에는 바닥막(basement membrane)이 있다.

(1) 바깥변연상피(external marginal epithelium)

단단입천장 점막과 마찬가지로 상피층이 두껍고 각화되어 있다. 각화정도는 대부분 착각화(parakeratinization)이다. 고유층과의 경계는 현저한 요철을 보이며 고유층의 유두와 강하게 결합되어 있다. 바닥쪽으로부터 바닥층(basal layer), 가시세포층(prickle cell layer), 과립층(granular layer) 및 각질층(keratinized[cornified] layer)의 4층으로 구성된다.

(2) 속변연상피(inner marginal epithelium)

속변연상피는 바깥변연상피와 달리 상피층이 얇고 각화하지 않는다. 고유층과의 경계는 비교적 평탄하다.

① 구강고랑상피(sulcular epithelium)

바닥층(basal layer), 가시세포층(prickle cell layer) 및 편평세포층(squamous cell layer) 3층으로 구성된다. 세포간격은 좁다

② 접합상피(부착상피)[junctional epithelium(attached epithelium)]

바닥층(basal layer), 편평세포층(squamous cell layer) 2층으로 구성된다. 잇몸고랑 바닥부위에서 두껍고 15~30개의 세포가 겹쳐 있는데 치근끝쪽으로 갈수록 얇아지고 2~3개의 세포가 중복된다. 세포간격이 넓고 그곳에 호중구나 단핵구가 관찰된다. 각 세포는 장축을 치면에 평행하게 배열하고 바닥층에서 증식한 세포는 잇몸고랑 바닥을 향해 이동하고 그곳에서 잇몸고랑으로 떨어져나가는 것으로 추측된다. 세포질에는 과립세포질세망(rough surfaced endoplasmic reticulum, rER)이나 골지장치(Golgi apparatus)가 발달하고 당김원섬유(tonofibril)는 적다. 최표층 세포와 치면사이에 바닥판(basal lamina)이 있고 바닥판과 면한 세포막에는 반부착반점(hemidesmosome)이 발달한다. 이것들은 치아와 접합상피의 접착기구(상피성부착, epithelial attachment)에 기여한다.

2) 잇몸의 고유층(lamina mucosa)

치밀한 섬유성 결합조직으로 이루어졌다. 세포성분에서 가장 많이 보이는 것은 섬유모세포(fibroblast)이고 아교섬유다발 사이에 분포하고 있다. 이외에 림프구(lymphocyte), 형질세포(plasma cell)도 소수 관찰된다. 섬유성분은 대부분 아교섬유이지만 옥시탈란섬유도 소량 관찰된다. 아교섬유다발은 잇몸섬유(gingival fiber)라고도 불리며, 그 배열에 따라 다음의 5군으로 나뉜다. (1) 치아잇몸섬유(dentogingival fiber, 방사섬유), (2) 가로중격섬유(transseptal fiber), (3) 이틀잇몸섬유(alveologingival fiber), (4) 치아뼈막섬유(dentoperiosteal fiber), (5) 원형섬유(circular fiber)이다.

고유층의 동맥은 위턱동맥(maxillary artery), 혀동맥(lingual artery), 얼굴동맥(facial artery)의 가지가 치주인대, 이틀능선, 이틀점막을 경유해 분포한다. 이들 분포양식은 고유층에서 세동・정맥이 혈관얼기를 형성하고 여기에서 발생한 모세혈관 루프가 유두 내로 진입한다. 한편 접합상피 아래에는 유두가 존재하지 않기 때문에 모세혈관 루프도 없다.

고유층의 신경은 혈관과 거의 동일한 경로로 분포한다. 고유층의 말이집신경은 두 종류의 신경얼기를 구성한다. 한 가지는 보다 심층에서 다양한 직경의 신경섬유다발로 이루어진 신경얼기이고, 다른 한 가지는 보다 얕은 층에서 자율신경을 포함한다고 생각되는 섬세한 신경얼기이다. 그리고 상피하신경얼기에서 파생한 신경섬유는 고유층의 유두로 진입해 다양한 신경종말을 형성한다.

89 앞니부위 잇몸의 육안관찰(일본인 여성의 앞니부위 잇몸)

관찰포인트

1. 구강안뜰에서 구강점막을 보면 유리잇몸고랑을 경계로 치관측에 유리잇몸이, 치근측에 부착잇몸이 있음을 판별할 수 있다.
2. 유리잇몸은 치아와 잇몸 사이에 치아사이유두가 관찰된다.
3. 부착잇몸에는 표면점각(stippling)이 관찰된다.

참고 잇몸의 범위, 잇몸의 구분, 육안적인 특징을 관찰한다.

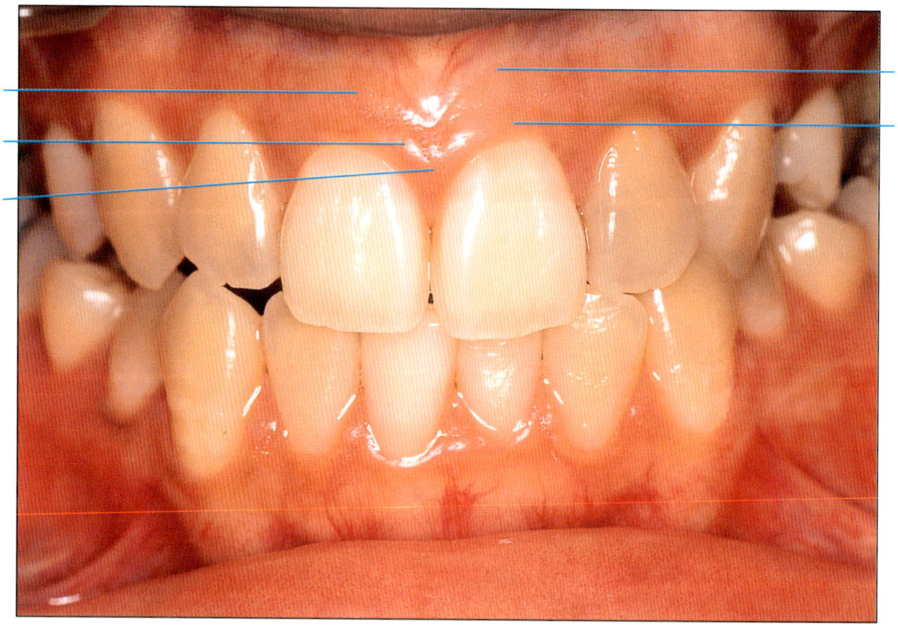

90 유리잇몸과 부착잇몸(어금니부위 잇몸의 세로단면절편, H-E염색)

관찰포인트

1. 잇몸능선에서 치면측에는 구강고랑상피와 접합상피로 이루어진 속변연상피, 잇몸고랑, 치아껍질이 관찰된다.
2. 잇몸능선에서 구강안뜰쪽 또는 고유구강쪽에는 바깥변연상피가 관찰된다.

참고 1. 유리잇몸과 부착잇몸의 미세구조를 관찰해 그것들의 특징을 이해한다.
2. 잇몸상피의 구분과 그것들의 조직학적 특징을 이해한다.

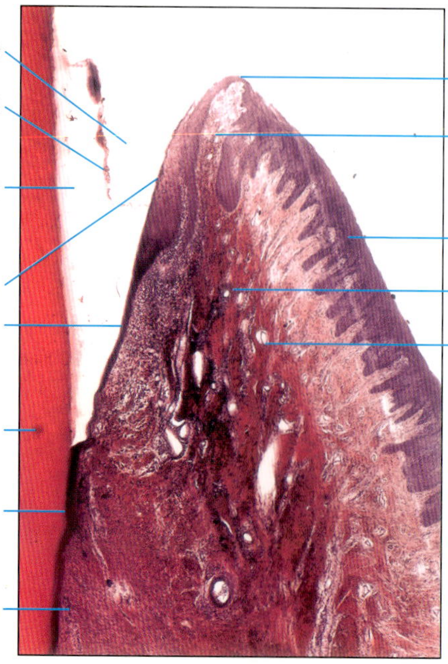

91 치아와 잇몸의 결합(어금니부위 잇몸의 세로단면 절편, H-E염색)

관찰포인트

1. a: 법랑질에 부착하는 접합상피(부착상피)가 관찰된다.
2. a: 시멘트질에서 발생한 아교섬유다발이 고유층으로 뻗어가고 있다.
3. b: 접합상피를 구성하는 바닥층과 편평층이 관찰된다.

참고 1. 치아와 잇몸의 결합양식에는 법랑질과 접합상피의 결합에 관찰되는 상피성부착과 시멘트질과 잇몸고유층의 결합에 관찰되는 섬유성부착이 구별된다는 것을 이해한다.
2. 접합상피가 발생학적으로는 퇴축법랑상피에서 유래하고 세포간격이 넓고 편평층의 2층을 구별할 수 있는지 관찰한다.

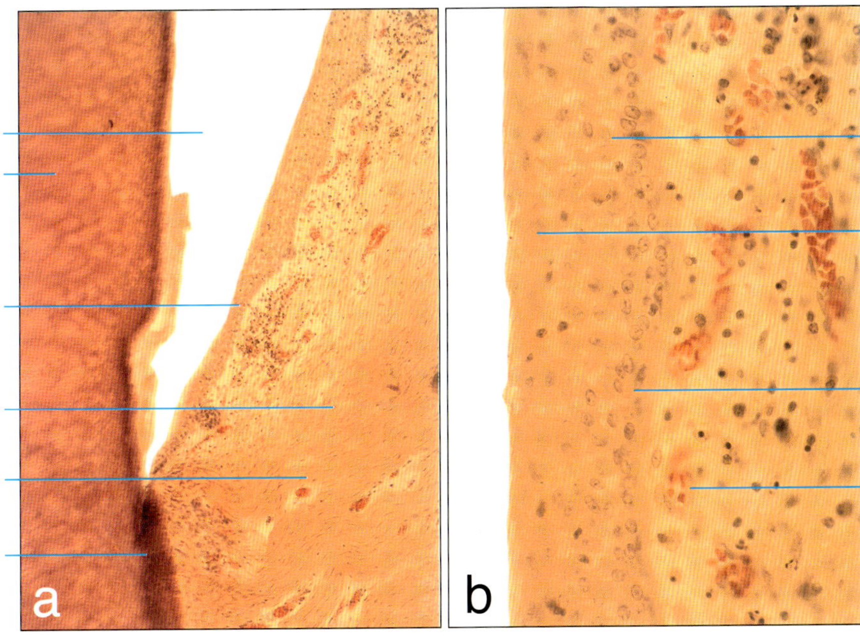

92 잇몸상피의 EM상 Ⅰ (잇몸상피: 바닥층~가시세포층의 투과전자현미경상, ×3,000)

관찰포인트

1. 잇몸상피(바깥변연상피)의 바닥층과 가시세포층이 관찰된다.
2. 바닥층에는 상피세포의 유사분열상과 핵분열상이 관찰된다.
3. 가시세포에는 당김원섬유가 발달해 있으며 세포돌기 부분에 집중되어 있다.

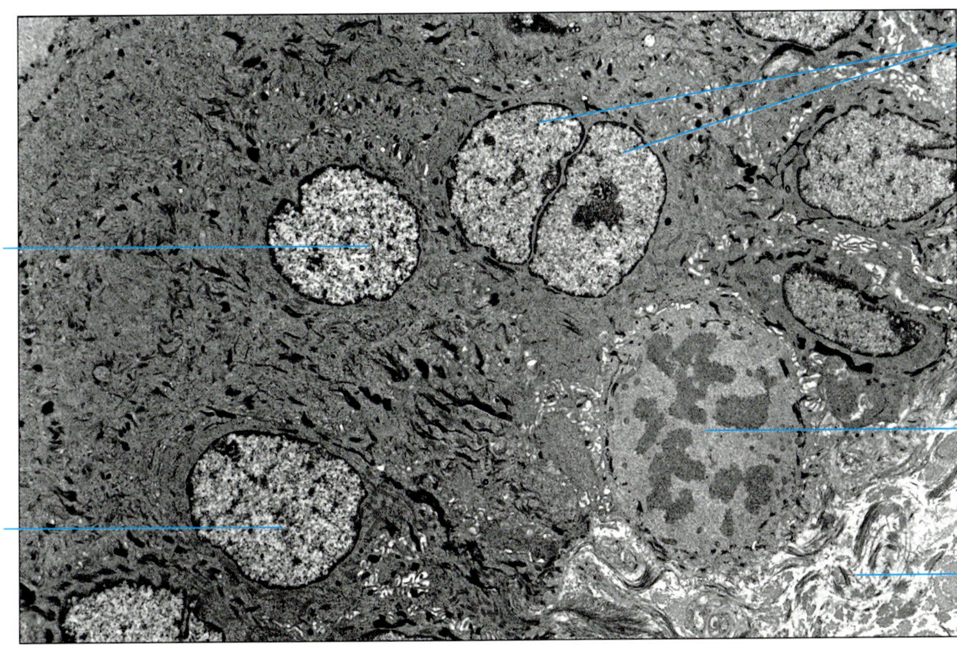

93 잇몸상피의 EM상 Ⅱ (잇몸상피: 과립층~각질층의 투과전자현미경상, ×5,000)

관찰포인트

1. 잇몸상피(바깥변연상피)의 과립층과 각질층이 관찰된다.
2. 편평한 세포외형을 보이는 과립세포의 세포질에 각질유리과립이 관찰된다.
3. 각질층에서는 세포사이 결합이 소실되어 각질로 떨어져나가고 있는 상피세포가 관찰된다.

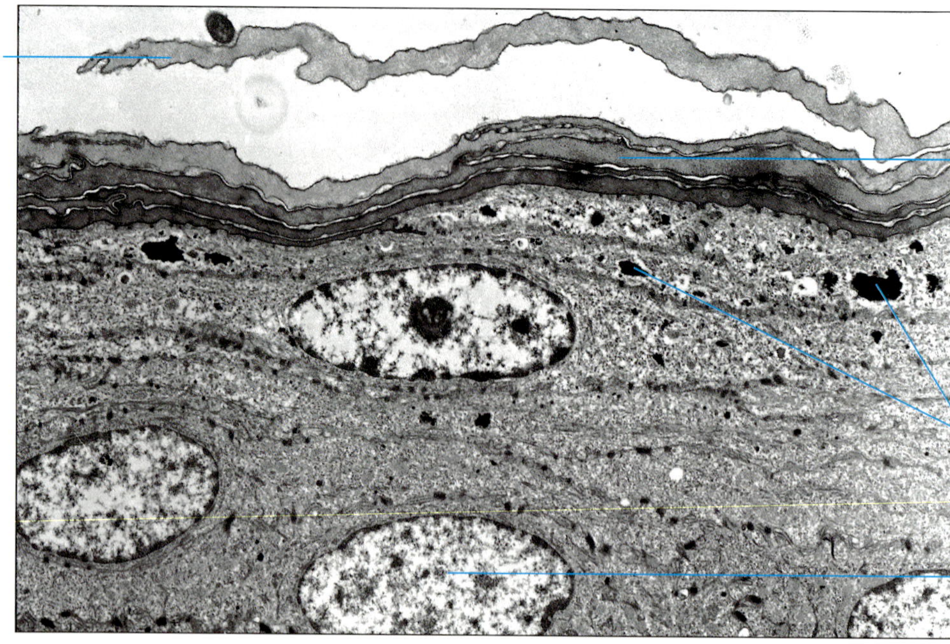

12 치아의 맹출과 탈락

94~98

〔개요〕

치아가 구강 내에 나타나는 것을 맹출(eruption)이라 한다. 구강점막을 뚫고 치관의 일부가 구강에 출현하는 순간을 맹출했다고 부르는 때도 있었는데, 보다 넓게 해석하면 맹출운동은 치근형성과 함께 시작되며 평생 동안 지속된다. 또한 치아는 일단 형성되면 그 크기를 바꿀 수 없다. 그에 반해 턱은 개체의 성장과 함께 크기가 증가한다. 턱 성장에 대한 치아의 대응으로 치아의 교환(replacement of teeth)이 진행된다. 교환 전 치아를 젖니(milk teeth) 또는 탈락치(deciduous tooth)라 하고 교환 후 치아를 계승치(successional tooth)라 부른다. 또한 6세경부터 20세경까지 젖니 둘째어금니의 원심에 커다란 어금니가 순서대로 3개 맹출한다. 이것들은 젖니열 후방에 추가되었다고 해서 가생치(accessional tooth, additional tooth)라 부른다. 가생치는 발생학적으로 젖니열에 속하지만 교환하지 않고 계승치와 함께 평생 기능하므로 간니(permanent tooth)에 속한다.

치아를 교환할 때 젖니가 빠지는 것을 젖니의 탈락(shedding of deciduous teeth)이라 한다. 사람의 치아는 평생에 한 번 교환한다. 이것을 이생치성(diphyodonty)이라 한다.

1. 치아의 맹출(tooth eruption)

치아의 맹출기구는 충분히 해명되어 있지 않지만 현재까지 (1) 치근의 성장: 치근의 형성에 의한 맹출력의 제공, (2) 이틀뼈의 성장: 이틀바닥에서의 뼈형성에 의한 압력, (3) 치수의 증식: 치아유두 바닥부위에서 세포분열과 증식에 의한 압력, (4) 조직액이나 혈액의 압력: 치아싹 주위조직내 조직액이나 혈압의 증가, (5) 치주인대의 섬유: 빗군에 의한 견인력 등의 요인이 복잡하게 관련되어 있다고 한다.

치아의 맹출과정은 맹출전기(preeruptive phase), 기능전맹출기(prefunctional eruptive phase), 기능직맹출기(functional eruptive phase) 등의 3기로 나눌 수 있다.

1) 맹출전기(preeruptive phase)

치아싹형성에서 치근형성 시작까지의 시기를 말한다. 이 시기에 치아싹의 법랑기관은 최대 크기가 되고 치관의 경조직이 형성되어 종료된다. 선행젖니의 치아싹과 계승치아싹은 이 시기를 통해 공통된 치아주머니와 치아음와(dental crypt[뼈음와, bony crypt])로 둘러싸여있다. 치아싹은 활발하게 성정하는 뼈음와와의 위치관계를 유지하기 위해 치아싹 전체의 위치이동(수평방향, 수직방향)과 치아싹의 국소적 성장을 진행한다.

2) 기능전맹출기(prefunctional eruptive phase)

치근형성의 시작에서 치아가 교합평면(occlusal plane)에 도달할 때까지의 기간을 말한다. 치아싹의 이동을 용이하게 하기 위해 외법랑상피세포는 hyaluronidase를 분비하여 구강점막 아래의 아교섬유사이질을 분해한다. 치아싹이 구강에 근접하면 퇴축법랑상피는 구강점막상피와 유합하고 그 부위의 상피가 각화되고 붕괴된다. 선행젖니가 구강 내로 맹출하면 계승치아싹의 뼈음와는 서서히 따로 떨어져 나간다.

3) 기능적 맹출기(functional eruptive phase)

치아가 교합평면에 도달한 후 모든 시기를 말한다. 선행젖니는 교합평면에 도달하면 완성된 이틀로 들어가고 계승치아싹은 완성된 뼈음와(bony crypt)로 들어간다. 이때 계승치아싹의 뼈음와는 완전히 폐쇄되지 않고 붕괴된 계승치아판과 그 주위 결합조직으로 이루어진 길잡이끈(gubernacular cord)이 들어있는 길잡이관(gubernacular canal)이 열린다.

맹출된 치아는 20세경까지 턱과 얼굴이 수직방향으로 성장하는 과정에 대응하고 교합면이나 인접면에서의 교모나 마모에 대응하여 맹출운동을 계속한다.

2. 젖니의 탈락(shedding of deciduous teeth)

젖니의 탈락은 치아파괴세포(odontoclast)에 의한 치근의 흡수로 발생한다. 치근흡수부위는 젖니 앞니와 젖니 송곳니의 경우 치근의 치근끝쪽 1/3 혀쪽면에서, 젖니 어금니는 넓게 개방된 치근사이부위에서 발생한다. 치아파괴세포는 계승치가 선행젖니에 근접하여 접촉한 부위에 출현하는 경조직흡수세포이다. 형태와 미세구조는 뼈파괴세포와 유사한 다핵거대세포이다. 세포질은 호산성이며, 사립체가 발달한다. 흡수면의 세포막에는 주름가장자리(ruffled border)가 발달하고 주름가장자리 부근의 세포질에는 다수의 용해소체를 포함한다. 치아파괴세포는 흡수공간(Howship' s resorption lacuna)에 들어가 무기질과 아교질이 주체인 유기질을 제거한다. 치아파괴세포의 기원은 뼈파괴세포와 마찬가지로 단핵구(monocyte)에서 분화한 조직구에 유래한다고 생각된다.

94 치아의 교환(교환기의 아래턱 앞니부위 세로단면 절편, H-E염색)

관찰포인트

1. 계승치아싹의 치관과 근접한 젖니치근에 흡수상이 관찰된다.
2. 계승치아싹을 수용하는 뼈음와가 관찰된다.

참고 계승치는 선행젖니의 혀쪽에 발생하므로 젖니의 치근흡수는 원칙적으로 치근의 혀쪽면에서 발생한다. 다만 젖니 어금니는 넓게 개방된 치근사이부위에서 흡수가 진행된다는 점을 이해한다.

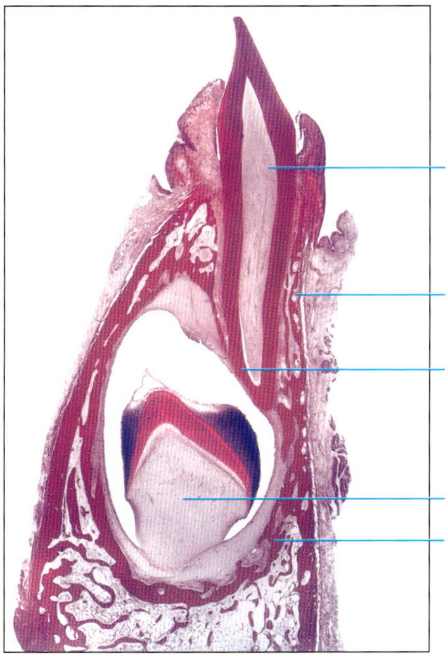

95 젖니의 치근흡수(탈락젖니의 탈회절편, H-E염색)

관찰포인트

1. 젖니치근의 상아질에 흡수가 관찰된다.
2. 흡수면에 흡수공간이 관찰되며 그곳에 다핵거대세포인 치아파괴세포가 분포하고 있다.

참고 젖니의 치근흡수가 치아파괴세포에 의해 진행된다는 사실을 이해하고 이 세포가 다핵거대세포이며 세포질이 호산성이라는 점, 치아의 흡수면에는 흡수공간이 형성되는지를 관찰한다.

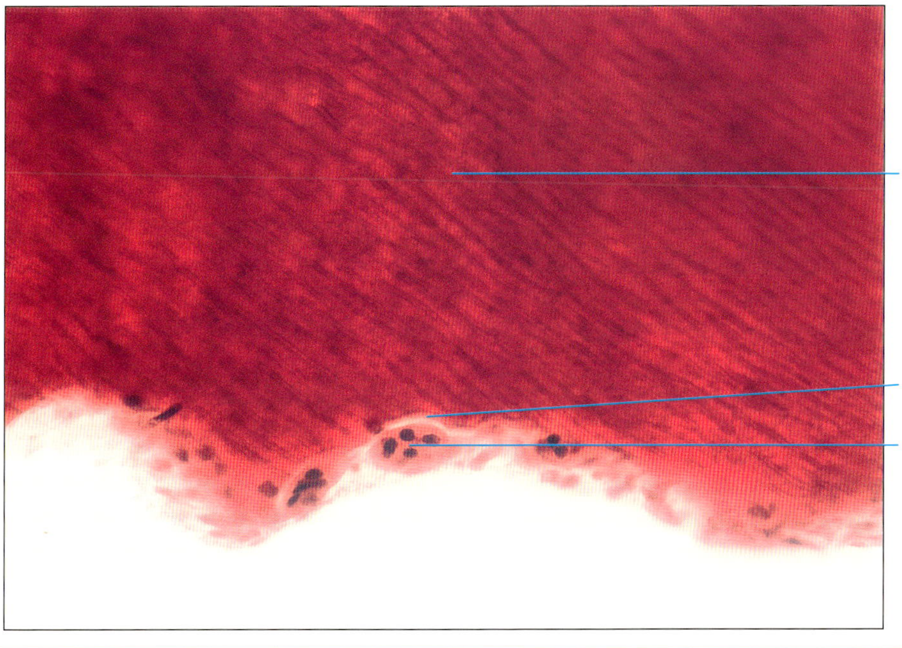

96 치아파괴세포의 EM상(치아파괴세포의 산성인산분해효소 활성의 투과전자현미경상, ×2,800)

관찰포인트

1. 상아질의 흡수공간에 면하여 치아파괴세포의 주름가장자리가 관찰된다.
2. 검은 침전물은 산성인산분해효소 활성을 나타내는 인산납이고 치아파괴세포의 용해소체와 주름가장자리에 관찰된다.

참고 1. 치아파괴세포는 치근을 흡수하는 다핵거대세포로 뼈파괴세포와 유사하다.
2. 치아파괴세포는 상아질의 흡수공간과 면해 주름가장자리를 형성하고 여기에서 인회석결정을 용해하는 염산 및 아교질분해효소를 분비한다.

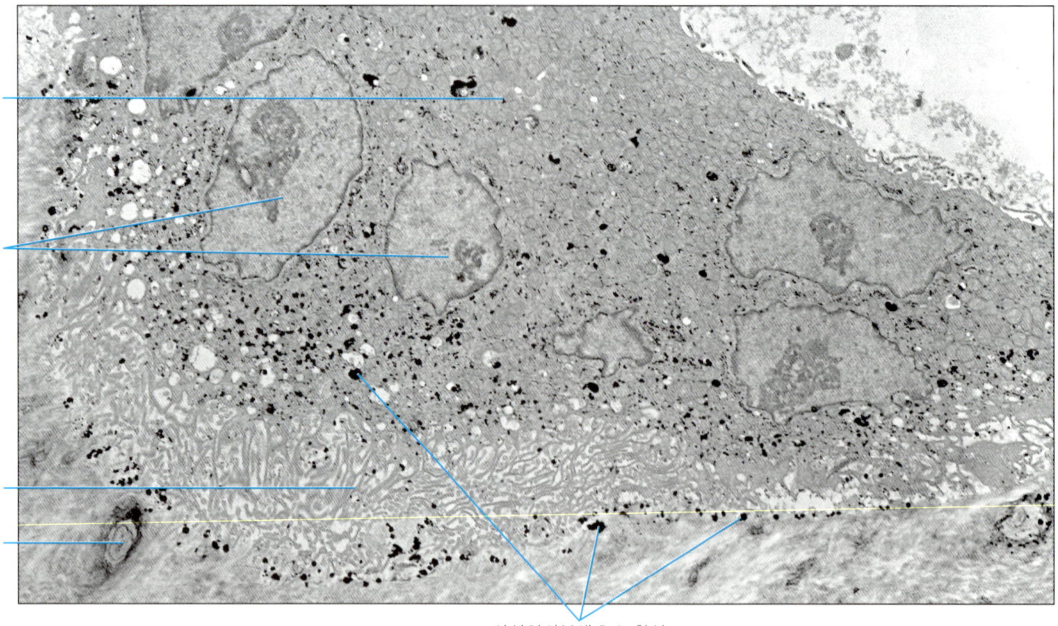

97 흡수공간의 EM상(흡수공간의 주사전자현미경상, ×780)

관찰포인트

1. 치근상아질에는 많은 흡수공간이 형성되고 깊은 흡수공간에는 세관주위상아질이 용해되어 상아질세관이 확대되어 관찰된다.

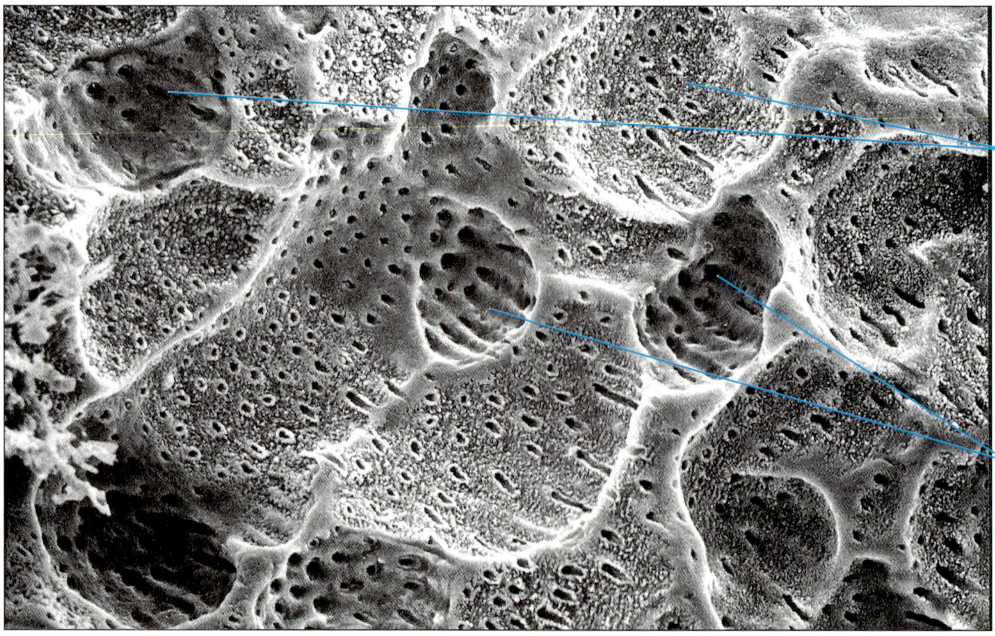

98 치아의 맹출(a: 뼈음와내에서 발생중인 간니 치아싹; b: 맹출 직전의 치아싹, 모두 H-E염색)

관찰포인트

1. a: 젖니의 혀쪽에 계승치아싹이 관찰된다.
2. a: 계승치아싹의 상방에 길잡이관과 길잡이끈이 관찰된다.
3. b: 퇴축법랑상피와 구강점막상피가 유합되어 있다.

참고 1.뼈음와에는 길잡이관이 있고 속에 길잡이끈이 존재하는지 관찰한다.
2. 치관이 구강에 노출할 때 퇴축법랑상피와 구강점막상피가 유합된 후 장래의 잇몸상피가 형성되는 기전을 이해한다.

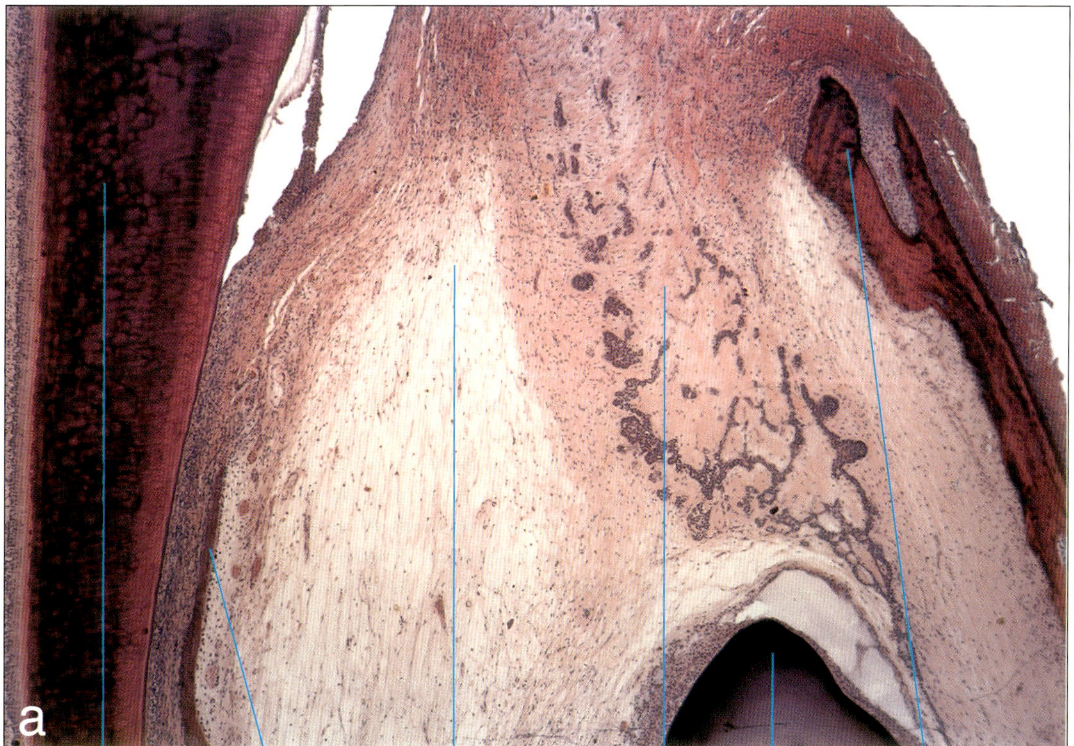

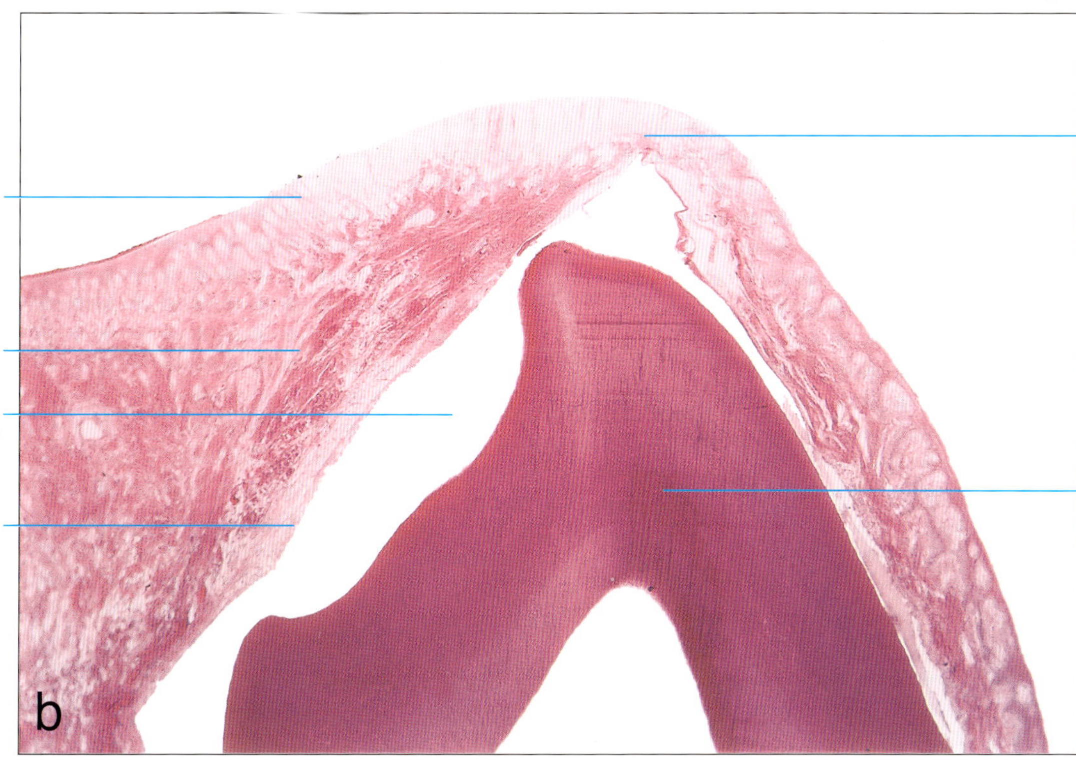

13 구강점막의 발생과 미세구조

99~107

〔개요〕

구강은 속이 비어있는 기관이며 그 벽의 기본구조는 내면에서 점막(mucous membrane), 근육층(muscle layer), 외막(adventitia)의 세 층으로 구성된다. 보통 소화관의 점막은 내면에서 순서대로 점막상피(mucous epithelium), 점막고유층(lamina propria), 점막근육판(muscularis mucosae), 점막밑조직(submucosal tissue)으로 이어진다. 소화관의 시작부위를 구성하는 구강을 지지하는 점막을 구강점막(oral mucosa)이라 한다. 구강점막은 점막근육판을 제외한 세 층으로 이루어지는데 부위에 따라서는 점막밑조직도 결여되어 있다.

1. 구강점막의 발생(development of the oral mucosa)

입오목(stomodeum)은 태생 4주경 입인두막(oropharyngeal membrane) 또는 볼인두막(buccopharyngeal membrane)이 파열되어 원시인두(primitive pharynx)와 연락하고 원시구강(primitive oral cavity)이 된다. 원시구강 중 입천장점막, 볼점막과 잇몸상피는 외배엽에 유래하며, 혀점막이나 구강바닥점막은 원시창자(primitive gut)에서 유래한 내배엽성상피로 덮인다. 이 시기의 상피는 어느 부위나 2~3층의 상피세포로 구성되는 중층편평상피(stratified squamous epithelium)이다.

태생 제6주에 일차상피띠(primary epithelial band)의 형성이 시작되면 이 부위의 상피에 현저한 증식이 관찰된다. 일차상피띠는 치아판과 안뜰판가 된다.

혀의 점막상피는 태생 7주가 되면 특수화가 시작된다. 즉 성곽유두(circumvallate papillae)와 잎새유두(foliate papillae)가 최초로 출현하고 이어 버섯유두(fungiform papillae)가 출현한다. 그리고 이들 혀유두에 맛봉오리가 출현한다. 또한 실유두(filiform papillae)는 태생 10주에 출현한다.

태아 연령 12주가 되면 저작점막의 상피바닥세포는 원주형이 되고 점막고유층의 유두도 선명해진다. 그러나 안대기점막의 상피바닥세포는 여전히 입방형이며 상피와 고유층의 경계는 평탄하다.

태아 연령 20주까지 저작점막의 상피는 각질유리과립을 소량 축적하고 표층세포에는 농축된 핵이 관찰되는 착각화(parakeratinization)를 나타나는데 표층세포가 핵을 상실해 완전히 각화하는 정각화(orthokeratinization)는 치아맹출 후 교합이 시작되기 전까지 관찰되지 않는다.

점막상피의 분화와 함께 점막고유층이나 점막밑조직에 혈관이나 신경이 분포, 증가하고, 아교섬유나 탄력섬유의 분포, 배열이 조직화된다.

2. 구강점막의 미세구조(fine structure of the oral mucosa)

완성된 구강점막은 (1) 중층편평상피로 이루어진 점막상피, (2) 치밀한 섬유성 결합조직으로 이루어진 점막고유층, (3) 성긴 섬유성 결합조직으로 이루어진 점막밑조직 등의 세 층으로 구성된다. 또한 점막상피의 각화 유무나 점막 전층의 미세구조의 차이로 인해 구강점막은 세 종류로 분류된다. 즉 (1) 잇몸이나 단단입천장의 저작점막(masticatory mucosa), (2) 혀의 특수점막(specialized mucosa), (3) 기타 구강영역을 지지하는 안대기점막(lining mucosa)이다. 특수점막의 일부와 저작점막은 각질상피(keratinized epithelium)로 덮이고, 특수점막의 나머지 부위와 안대기점막은 비각질상피(nonkeratinized epithelium)로 덮인다. 각질상피는 깊은쪽에서부터 바닥층(basal layer), 가시세포층(prickle cell layer), 과립층(granular layer), 각화층(keratinized[cornified] layer)으로 이루어지고, 비각질상피는 바닥층, 가시세포층, 중간층(intermediate layer), 표면층(superficial layer)으로 이루어진다.

1) 입술(lip)

입술은 표면이 피부로 덮인 피부부위(cutaneous part), 입술점막(labial mucosa)으로 덮인 점막부위(mucosal part), 그리고 그 이행부인 붉은입술피부경계(vermilion border[사이부분, intermediate part])로 구분된다. 깊은 부위에는 표정근이 들어있다. 구강점막의 일부를 이루는 점막부위는 안대기점막이며 점막상피는 두꺼운 중층편평상피로 각질화하지 않는다. 점막밑조직에는 혼합샘인 입술샘(labial gland)이 산재한다.

2) 볼(cheek)

볼점막(buccal mucosa)은 비각화안대기점막이며, 미세구조는 입술의 점막부와 유사하지만 점막밑에 지방조직이 발달해 고유층에서 점막밑조직에 걸쳐 혼합샘인 볼샘(buccal gland)이 발달해 있다. 위턱 둘째큰어금니에 대항하는 부위는 귀밑샘유두(parotid papilla)가 있고 그곳에 귀밑샘의 배설관인 귀밑샘관(parotid duct[Stenon관, Stenon duct])이 개구한다.

3) 입천장(palate)

입천장은 뼈입천장을 지지하는 전방 2/3의 단단입천장(hard palate)과 내부에 뼈가 없고 입천장의 근육군이 존재하는 후방 1/3 물렁입천장(soft palate)으로 나눌 수 있다. 입천장점막(palatal mucosa)은 입천장의 코안면과 구강면으로 나뉘며, 구조에 차이가 있는데 구강면에 대해 소개하겠다.

(1) 단단입천장(hard palate)

단단입천장은 저작점막으로 덮여 있고 이것을 다음과 같이 구분한다. 정중부의 절치유두와 입천장솔기, 치열을 따라 잇몸과 가까운 영역을 섬유대(fibrous zone)라 하고, 기타 영역 중 전방 1/2을 지방대(fatty zone), 후방 1/2을 샘대(grandular zone)라 한다. 점막상피는 중층편평상피로 두껍게 정각화되어 있지만 부위에 따라서는 착각화된 부분도 있다. 점막고유층은 치밀한 섬유성 결합조직으로 이루어지고, 유두는 특히 섬유대에서 잘 발달해 있다. 점막하조직은 성긴 섬유성 결합조직으로 이루어지는데 지방대는 지방조직이 발달하고, 샘대는 점액샘인 입천장샘(palatine gland)이 발달해 있다. 그리고 섬유대는 점막밑조직이 결여되고 점막고유층이 뼈막을 통해 직접 뼈에 결합하고 있다. 이러한 점막을 점막뼈막(mucoperiosteum)이라 부른다.

(2) 물렁입천장(soft palate)

물렁입천장은 안대기점막에 의해 덮여 있다. 점막상피는 얇은 비각질중층편평상피로 이루어져 있다. 점막고유층은 탄력섬유를 많이 갖고 있는 치밀한 섬유성 결합조직으로 이루어져 있는데 유두의 발달이 불량하고 길이도 짧다. 고유층에서 점막밑조직에 걸쳐 입천장샘이 발달해 있다. 하층에는 골격근육인 입천장근육이 존재한다.

4) 혀(tongue)

혀는 중심부에 발달한 골격근육인 혀근육을 가지며, 그 주위를 구강점막의 특수점막인 혀점막(lingual mucosa)이 덮고 있다. 따라서 혀점막은 구강점막 중 특수점막(specialized mucosa)으로 분류되는데 그 형태는 혀의 부위에 따라 차이가 있다. 혀몸통 상면인 혀등에는 점막고유층이 상피와 함께 융기한 혀유두(lingual papilla)가 발달하고 후방의 혀뿌리 부위는 혀편도(lingual tonsil)가 발달해 있다. 혀의 바닥면은 표면이 평활하다.

(1) 혀등점막(mucous membrane of the dorsum of the tongue)

점막상피와 점막고유층의 2층으로 구성되며 점막밑조직이 결여되었다. 혀유두는 그 형태에 따라 실유두(filiform papilla), 버섯유두(fungiform papilla), 성곽유두(vallate papilla), 잎새유두(foliate papilla)로 분류된다. 혀유두 중 실유두는 각화 중층편평상피인데 다른 혀유두는 비각질상피이다. 점막고유층은 치밀한 섬유성 결합조직으로 구성된다. 고유층은 하층의 혀널힘줄을 통해 근육층과 강하게 결합되어 있다.

① **실유두**(filiform papilla)

혀등의 전영역에 밀집해 있으며 혀유두 중 가장 많이 분포한다. 높이는 2~3mm이며, 끝이 나뉘어 있고 각화중층편평상피로 덮여 있다. 육안으로는 하얗게 보인다. 맛봉오리는 없다.

② **버섯유두**(fungiform papilla)

실유두 사이에 점 모양으로 퍼져있는 끝이 둥근 유두이며, 비각화 중층편평상피로 덮여 있다. 깊은 곳의 혈관이 투과되어 보이므로 육안으로는 붉게 보인다. 맛봉오리는 태생기에서 유아기까지 항상 관찰되지만 성인이 되면 가끔 관찰되는 정도가 된다.

③ **성곽유두**(vallate papilla)

분계고랑 바로 앞에서 고랑을 따라 배열하며 10개 정도가 존재한다. 평평한 역원뿔모양이며, 주위가 유두고랑(papillary groove)로 둘러싸여 있다. 유두고랑의 바깥은 유두성곽(papillary vallum)에 의해 둘러싸여 있다. 비각화 중층편평상피로 둘러싸이고 유두의 측면에는 맛봉오리가 존재한다. 점막고유층에는 순수장액성의 미각샘(gustatory gland[Ebner샘, Ebner' s gland])이 분포하고 있으며 도관은 유두고랑의 바닥에 개구하고 있다. 이차유두는 유두상면에만 존재한다.

④ **잎새유두**(foliate papilla)

혀의 후방 바깥모서리에 상하로 늘어진 주름형태의 유두가 전후로 5~8개 배열되어 있다. 비각화중층편평상피로 덮여 있으며, 유두측벽의 상피 내에 맛봉오리가 있다. 점막고유층에 장액성 Ebner샘이 분포하고, 도관은 유두바닥에 개구하고 있다. 이차유두는 유두상면에만 존재한다.

(2) 혀뿌리부위의 점막(mucos membrane of the root of the tongue)

상피는 비각화 중층편평상피이고 고유층에는 림프소절의 집단인 혀림프소절(lingual follicle)이 관찰된다. 혀림프소절 아래의 점막밑조직에는 점액성인 혀뿌리샘(posterior lingual gland)이 분포하고 있다.

(3) 혀 아래면(mucous membrane of the inferior surface of the the tongue)

얇은 비각화 중층편평상피로 덮여 있다. 혀끝의 점막밑조직에서 근육층에 걸쳐 혼합성인 혀끝샘(anterior lingual gland)이 분포하고 도관은 혀 아래면에 개구하고 있다.

5) 맛봉오리(taste bud)

맛봉오리(taste bud)는 혀의 성곽유두, 잎새유두, 버섯유두의 점막상피 내에 관찰되는 미각 수용기이다. 긴쪽이 약 70~75㎛, 짧은쪽이 약 40㎛이고, 장축이 상피표면에 수직으로 위치하며, 길이가 긴 양파 형태의 세포집단이다. 구성세포는 광학현미경하에서 (1) 맛세포(taste cells), (2) 지지세포(sustentacular cells), (3) 바닥세포(basal cells) 등의 세 종류가 구별된다. 맛세포는 밝은 세포(light cells)라고도 불리며, 밝고 풍부한 세포질과 크고 밝은 핵을 갖는 세포이다. 지지세포는 어두운 세포(dark cells)라고도 불리며, 세포질이 적고 어두우며 핵은 가늘고 길며 농염성이 있다. 바닥세포는 문자 그대로 맛봉오리의 바닥에 있으며 둥근 핵을 갖는 소형 세포이다. 이들 세 가지 세포의 상단은 상피자유면의 약간 하방까지 도달하며 맛관(taste canal)과 맛구멍(taste pore)을 통해 구강과 연결된다.

전자현미경으로 관찰하면 맛봉오리의 구성세포는 4가지 종류로 구별된다. Ⅰ형 세포(type Ⅰ cell)는 세포체가 어둡고 광학현미경에서 어두운 세포에 해당된다. Ⅱ형 세포(type Ⅱ cell)와 Ⅲ형 세포(type Ⅲ cell)는 모두 세포체가 밝고 광학현미경에서 밝은 세포에 해당된다. Ⅱ형 세포는 정상부에 미세한 융모를 갖는데 Ⅲ형 세포는 정상부에 1개의 돌기를 갖는다. 또한 Ⅲ형 세포는 맛봉오리내 신경섬유와 시냅스를 형성하므로 맛세포로 간주되고 있다. Ⅳ형 세포(type Ⅳ cell)는 바닥세포에 해당된다.

99 태아와 성인의 입천장점막(a: 태아의 단단입천장점막; b: 성인의 단단입천장점막, 모두 H-E염색)

관찰포인트

1. a: 태생기의 단단입천장점막이다. 점막상피는 비각화 중층편평상피이며 바닥세포는 원주형이다.
2. a: 점막고유층에는 혈관이 발달해 있지만 아교섬유의 발달은 아직 약하다.
3. b: 성인의 단단입천장점막이다. 점막상피는 각화 중층편평상피이고 자유면에서 각질층, 과립층, 바닥층이 관찰된다.
4. b: 점막고유층에는 아교섬유가 발달하고 상피와의 경계면에는 유두가 발달해 있다.

참고 1. 태생기의 단단입천장점막에 대해 상피의 두께와 각화의 유무, 세포의 형태에 대해 또한 점막고유층에 대해서도 섬유의 발달도를 관찰한다.
2. 성인의 단단입천장은 저작점막의 특징이 있다는 것을 관찰한다.

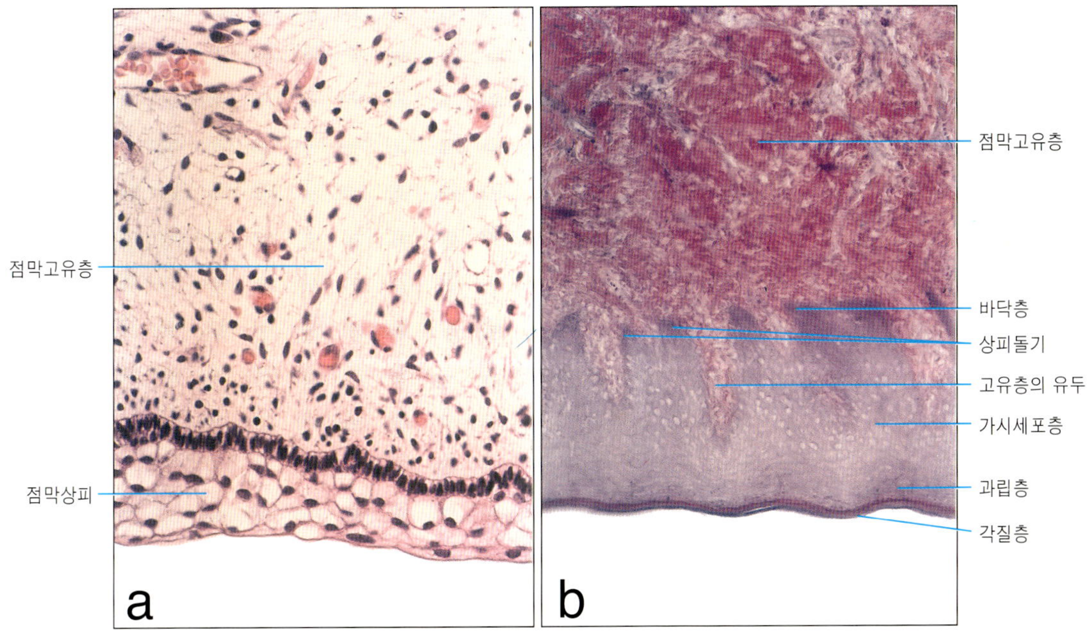

100 태아와 성인의 혀등점막(a: 태아의 혀등점막, b: 성인의 혀등점막, 모두 H-E염색)

관찰포인트

1. a: 태아의 혀등점막이다. 이 영역의 상피에는 약간의 요철이 관찰되지만 혀유두는 관찰되지 않는다.
2. b: 성인의 혀등점막이다. 실유두와 버섯유두가 관찰된다.

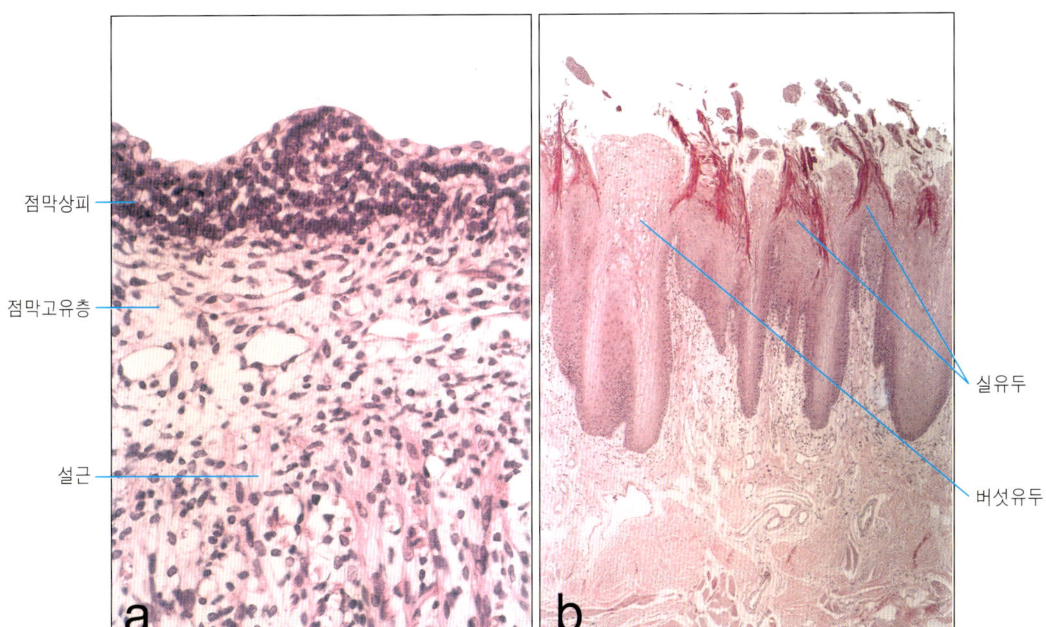

101 혀유두(a: 잎새유두; b: 성곽유두, 모두 H-E염색)

관찰포인트

1. a: 잎새유두의 측면에 맛봉오리가, 점막고유층에 미각샘(Ebner샘)이 관찰된다.
2. b: 성곽유두의 측면에 맛봉오리가, 점막고유층에 미각샘(Ebner샘)과 도관이 관찰된다.

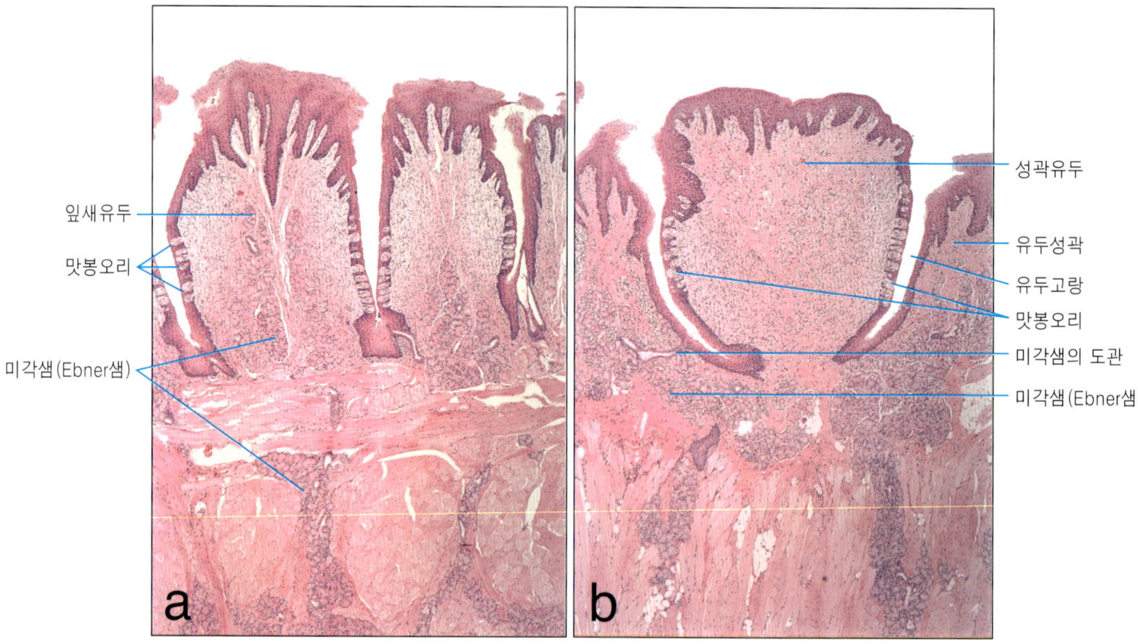

102 혀유두의 EM상(혀유두의 주사전자현미경상, a: 실유두, ×540; b: 성곽유두, ×60)

관찰포인트

1. a: 실유두의 상피는 각화 중층편평상피이며 물고기 비늘처럼 겹쳐진 각질층과 설태가 관찰된다.
2. a: 실유두의 끝은 인두쪽으로 기울어져 있다.
3. b: 큰 돔형태의 성곽유두와 유두고랑, 그 주위의 유두성곽이 관찰된다.

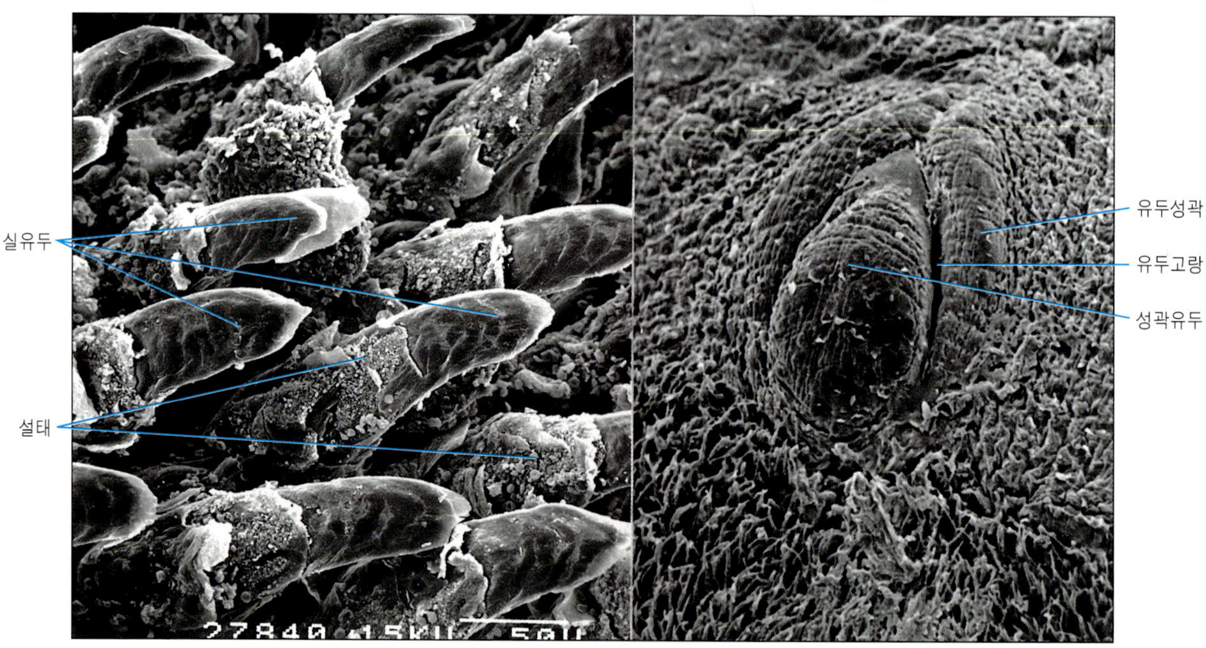

103 맛봉오리(잎새유두의 맛봉오리, H-E염색)

관찰포인트

1. 맛봉오리를 구성하는 지지세포, 미각세포, 바닥세포가 관찰된다.
2. 맛봉오리의 구강면에 맛구멍이 열려 있다.

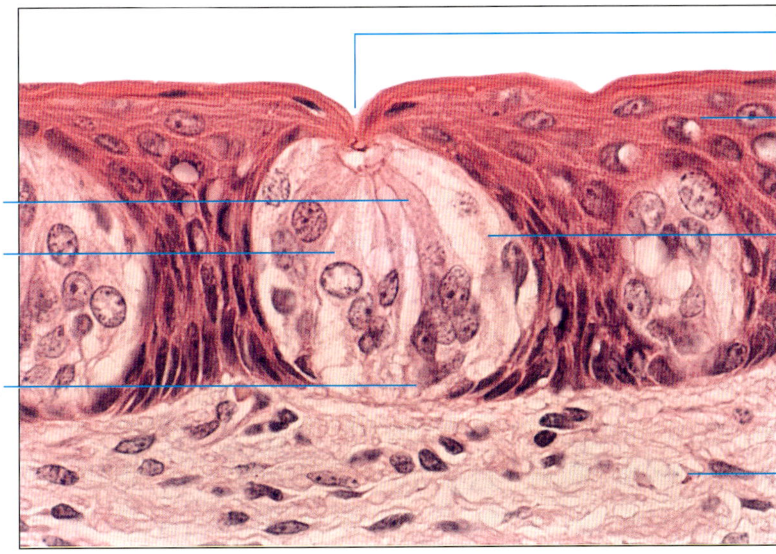

104 맛봉오리의 EM상 I (전체 맛봉오리의 투과전자현미경상, ×3,000)

관찰포인트

1. 맛봉오리를 구성하는 I형 세포(점액생산세포), III형 세포, 미분화 바닥세포가 관찰된다.
2. 미각세포와 시냅스를 형성하는 민말이집신경섬유인 맛봉오리내 신경섬유가 관찰된다.

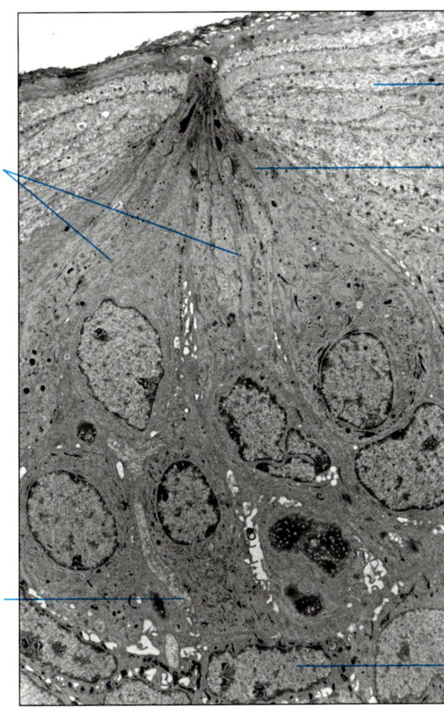

105 맛봉오리의 EM상 Ⅱ (맛봉오리와 맛구멍의 투과전자현미경상, ×10,000)

관찰포인트

1. 길고 미세한 융모가 맛관에 들어가 그 끝이 맛구멍으로 나오는 Ⅱ형 세포가 관찰된다.
2. 세포질에 유심소포가 많은 Ⅲ형 세포가 관찰된다.
3. 미세한 융모 사이에는 점액다당류가 관찰된다.

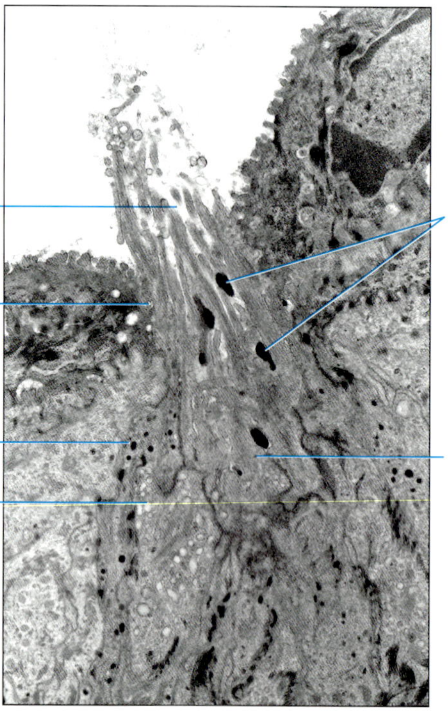

106 태아와 성인의 볼점막(a: 태아의 볼점막; b: 성인의 볼점막, 모두 H-E염색)

관찰포인트

1. a: 점막상피는 5~7층의 상피세포로 구성되는 비각화 중층편평상피이며, 입방형의 바닥세포가 관찰된다.
2. a: 점막고유층의 혈관이나 섬유의 발달이 약하다. 또한 상피와 고유층의 경계는 평탄하다.
3. b: 점막상피는 비각화 중층편평상피이며 표면층, 중간층, 가시세포층 및 바닥층이 관찰된다.
4. b: 고유층에는 발달한 아교섬유가, 점막밑조직에는 지방세포가 관찰된다.

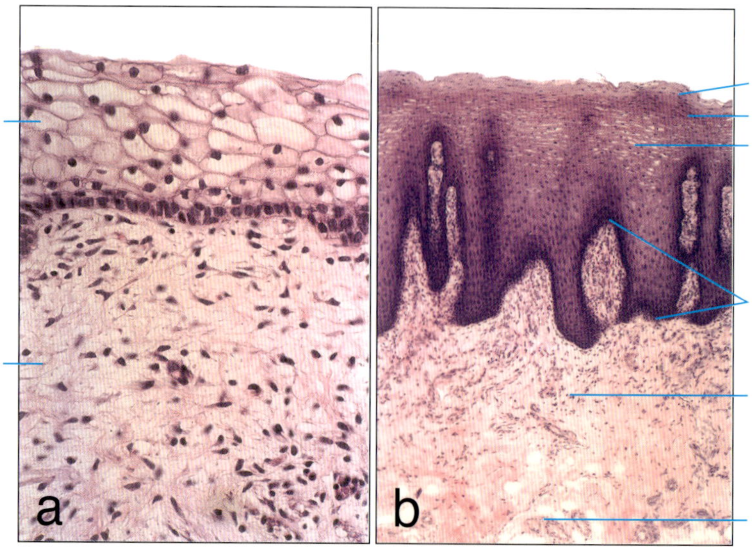

107 입술점막(성인의 입술 시상단면 절편, H-E염색, a: 전체상; b: 피부; c: 붉은입술; d: 점막부)

관찰포인트

1. a: 입술에 피부, 붉은입술 및 점막부가 구별되고, 깊은 곳에는 입둘레근과 입술샘이 관찰된다.
2. b: 입술피부이며 각화된 표피, 털주머니, 기름샘 및 입둘레근이 관찰된다.
3. c: 입술의 붉은입술이며 착각화된 점막상피가 관찰된다.
4. d: 입술점막부의 점막상피는 비각화 중층편평상피이며, 점막고유층에는 입술샘이 관찰된다.

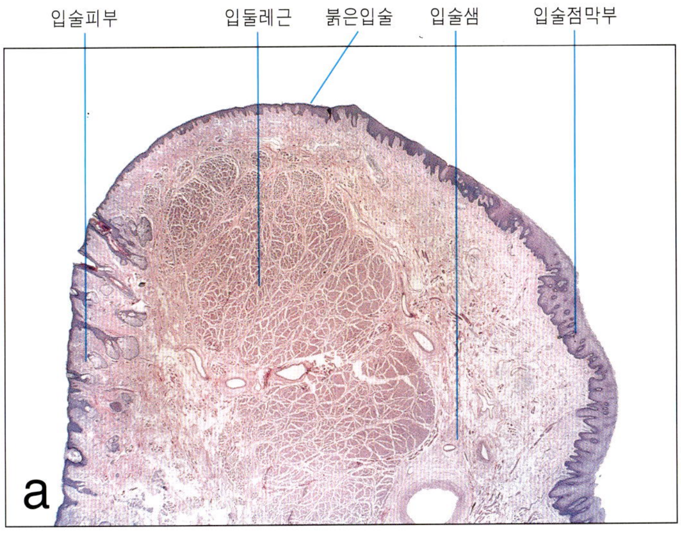

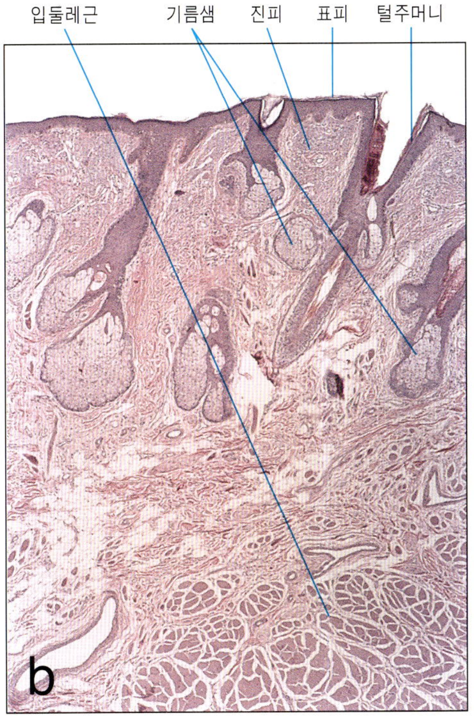

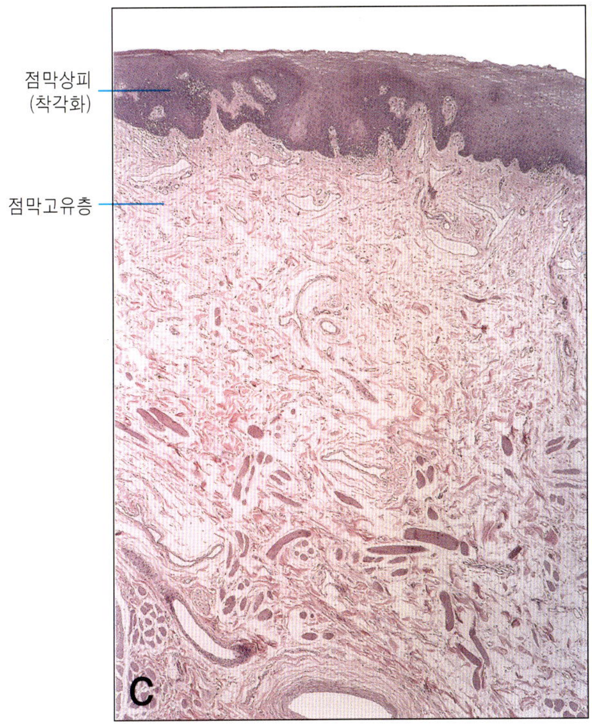

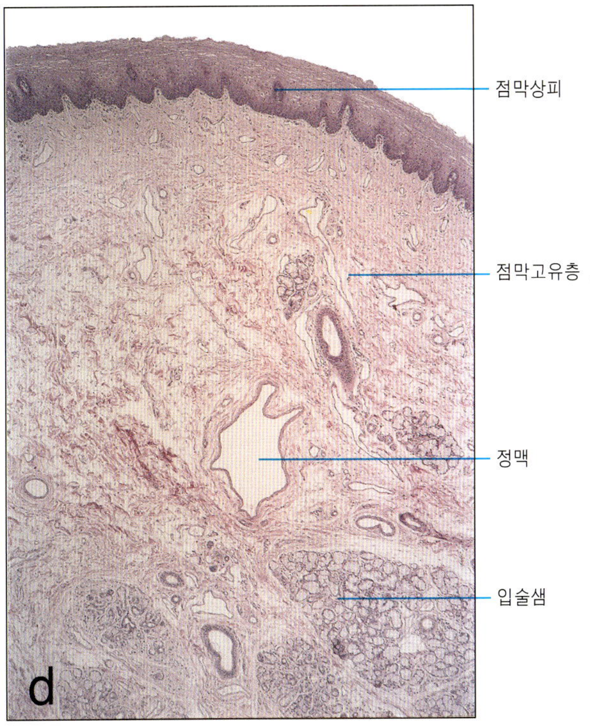

14 침샘(구강샘)의 발생과 미세구조

108~112

〔개요〕

구강점막의 표면에 도관이 개구하는 외분비샘을 침샘(salivary gland) 또는 구강샘(oral gland)이라 한다. 크기에 따라 작은침샘(작은구강샘, minor salivary gland)과 큰침샘(대타액선, major salivary gland)으로 분류된다. 작은침샘에는 입술샘(labial gland), 볼샘(buccal gland), 혀샘(lingual gland[앞혀샘, anterior lingual gland], [미각샘, gustatory gland], [뒤혀샘, posterior lingual gland]), 입천장샘(palatine gland), 어금니샘(molar gland)이 있고 큰침샘에는 귀밑샘(parotid gland), 턱밑샘(submandibular gland), 혀밑샘(sublingual gland)이 있다.

큰침샘은 모두 표면이 성긴 섬유성 결합조직인 피막(capsule)으로 둘러싸여 있다. 피막은 소엽사이 결합조직(interlobular connective tissue)의 형태로 샘의 실질(parenchyma) 내로 진입하여 실질을 여러 개의 소엽(lobule)으로 나눈다. 소엽사이 결합조직은 소엽내 결합조직(intralobular connective tissue)이 되어 소엽 내로 진입하여 소엽을 세분한다. 소엽사이, 소엽내 결합조직은 버팀질(stroma)이라 부르는데 신경이나 맥관을 소엽으로 유도하고 분비물을 운반하는 도관(duct)을 품는다.

샘의 실질은 종말부(terminal portion) 또는 샘꽈리부(acinar portion)와 그에 이어 소엽내 도관(intralobular duct)으로 구성된다. 종말부의 샘꽈리세포는 장액세포(serous cell)와 점액세포(mucous cell)로 구별된다. 장액세포의 세포체는 입방형 혹은 원뿔형이다. 세포질은 어둡게 염색된다. 핵은 구형이며 세포체의 거의 중앙에 있다, 종말부의 형태는 꽈리모양 혹은 반달모양이다. 샘공간은 좁고 세포사이분비세관(intercellular canaliculi)이 있다. 한편 점액세포는 세포체가 낮은 원주형이며 세포질은 염색이 잘 안 되고 밝다. 핵은 평평하고 세포의 바닥에 납작하게 눌려있다. 종말부의 형태는 대롱모양이며 세포사이분비세관은 없다. 침샘 종말부의 샘세포와 바닥막 사이에는 편평한 별모양의 근육상피세포(myoepithelial cell)가 관찰된다. 이 세포는 상피에서 유래하지만 actin 미세섬유를 풍부하게 갖고 있으며, 민무늬근육과 같은 수축작용에 의해 샘 몸통을 압박하여 분비물을 배출시킨다.

종말부가 장액세포만으로 구성된 것을 장액샘(serous gland), 점액세포만으로 구성된 것을 점액샘(mucous gland)이라 한다. 그리고 두 가지가 혼합된 상태를 혼합샘(mixed gland)이라 하는데, 많은 경우 점액세포부에 장액세포 일부가 장액반달(serous demilune)의 형태로 부착되어 있다. 작은침샘은 뒤혀샘과 입천장샘이 점액샘, 미각샘이 장액샘, 입술샘, 볼샘, 앞혀샘과 어금니샘이 혼합샘이다. 큰침샘에서는 귀밑샘이 장액샘이고, 턱밑샘과 혀밑샘은 혼합샘이다.

도관계는 종말부에서 순서대로 소엽속관(intralobular duct), 소엽사이관(interlobular duct), 엽사이관(interlobar duct) 및 배출관(excretory duct)을 지나 구강으로 열리는데, 큰침샘의 경우는 소엽속관에 사이관(intercalated duct)과 줄무늬관(striated duct)이 속한다.

1. 큰침샘의 발생(development of the major salivary glands)

큰침샘은 태생 6~7주에 원시구강의 점막상피가 첫째아가미굽이 심부의 외배엽성중간엽쪽으로 성장하면서 발생한다. 여기에서도 상피와 중간엽의 상호작용 결과 상피세포가 샘세포로 분화해 간다. 귀밑샘은 태생 6주경에 원시구강의 외배엽영역의 상피에서 발생한다. 턱밑샘과 혀밑샘은 혀의 아래를 덮는 내배엽성 상피에서 발생하는데 전자는 태생 6주경, 후자는 태생 7~8주경에 발생한다.

2. 큰침샘의 미세구조(fine structure of the major salivary glands)

1) 귀밑샘(parotid gland)

귀밑샘은 복합꽈리샘이며 순수 장액샘이다. 소엽 내에 관찰되는 종말부는 입방형의 장액세포로 이루어지며, 이것들이 한 층으로 배열되어 좁은 샘내강을 둘러싼다. 핵은 구형이며, 샘세포의 바닥에 존재한다. 샘내강의 세포질은 에오신에 염색되는 호산성 분비과립을 가지며, 핵의 바닥쪽 세포질은 과립세포질세망를 풍부하게 가지고 있어 호염기성이며 헤마톡실린에 염색된다. 샘세포와 바닥막 사이에 타원형의 핵을 갖는 근육상피세포(myoepithelial cell)가 곳곳에서 관찰된다.

도관계는 우선 종말부에 이어 소엽속관의 한 종류로 사이관이 존재한다. 이것은 단층의 밝고 편평하며 짧은 입방세포에 의해 관벽이 구성되어 있다. 사이관에 이어 줄무늬관은 비교적 관의 내경이 넓고, 도관은 단층의 입방 또는 짧은 원주세포로 구성되어 있다. 이들 세포에 세포막의 바닥에 바닥주름(basal infolding)과 사립체가 풍부하며, 에오신에 잘 염색되는 바닥줄무늬(basal striation)가 발달해 있다. 줄무늬관의 바닥주름에는 ATPase 등의 효소활성이 높고 주위에 발달해 있는 모세혈관 사이에서 물과 전해질의 능동운송이 활발하게 일어나는 것으로 보인다. 또한 소엽속관의 발달정도에서는 줄무늬관은 잘 발달해 있지만 턱밑샘만큼 현저하지는 않다. 그리고 사이관은 큰침샘 중에서 발달이 가장 좋다.

줄무늬관에 이어 소엽사이관은 관강이 넓고 관벽은 이층의 상피세포로 구성된다. 내강측 세포는 원주형이며 핵은 타원형이다. 바닥측 세포는 입방형이며 핵은 원형이다. 성긴 섬유성 결합조직으로 이루어진 소엽사이결합조직에는 소엽사이관 외에 동정맥과 신경섬유다발이 관찰된다. 또한 소엽 내외에는 밝은 지방세포가 풍부하게 관찰되는데 그것이 귀밑샘의 특징이며 이것은 증령과 함께 증가한다고 한다.

2) 턱밑샘(submandibular gland)

턱밑샘은 복합꽈리대롱샘이며 장액세포가 점액세포보다 많이 분포하는 혼합샘이다. 소엽에는 장액세포로 이루어진 장액샘 종말부가 대부분을 차지하지만 장액세포와 점액세포로 이루어진 혼합샘 종말부도 관찰된다. 그러나 점액세포로 이루어진 점액샘 종말부는 거의 보이지 않는다. H-E염색표본의 경우 장액세포는 어둡게, 점액세포는 밝게 염색된다. 혼합샘 종말부는 사이관쪽에 점액세포가 분포하고 장액세포는 샘바닥에 분포해 장액반달(serous demilune)을 형성하고 있다. 근육상피세포도 관찰된다. 소엽내도관은 줄무늬관이 비교적 잘 발달해 있지만 사이관은 적다.

3) 혀밑샘(sublingual gland)

혀밑샘은 턱밑샘과 마찬가지로 복합꽈리대롱샘이며 혼합샘이다. 그러나 턱밑샘과 비교하면 상액세포보다 점액세포가 압도적으로 많기 때문에 H-E염색표본에서는 소엽 전체적으로 밝게 보인다. 종말부는 점액세포로 이루어진 경우가 많고 장액세포로 이루어진 것은 적다. 혼합샘 종말부는 턱밑샘과 마찬가지로 사이관쪽에 점액세포가 분포하고 샘바닥에 장액세포가 분포해 장액반달(serous demilune)을 형성하고 있다. 그러나 장액반달은 턱밑샘보다 발달이 좋다. 근육상피세포도 관찰된다. 소엽속관중에서 사이관과 줄무늬관은 발달이 불량하며 거의 관찰되지 않는다.

표 3 큰침샘의 미세구조 비교

		귀밑샘	턱밑샘	혀밑샘
종말부	형태	복합꽈리샘	복합꽈리대롱샘	복합꽈리대롱샘
	샘세포	장액세포만	장액세포〉점액세포	장액세포〈점액세포
	장액샘 종말부	4	3	1
	점액샘 종말부	0	1	3
	혼합샘 종말부	0	2	3
	장액반달	0	2	3
소엽속관	줄무늬관	2	3	1
	사이관	3	2	1

주: 표내 수치는 각 구조의 상대적인 발달도를 나타낸다. (歯科學生のための組織學實習. 南江堂, 1997.)

108 귀밑샘의 미세구조(귀밑샘, H-E염색)

관찰포인트

1. a: 혈관이나 신경과 함께 소엽사이관을 품는 소엽사이 결합조직과 순수한 장액성 종말부나 지방세포, 소엽속관을 포함하는 소엽이 관찰된다.
2. b: 순수한 장액성 종말부, 지방세포, 사이관 및 모세혈관을 동반하는 줄무늬관이 관찰된다.

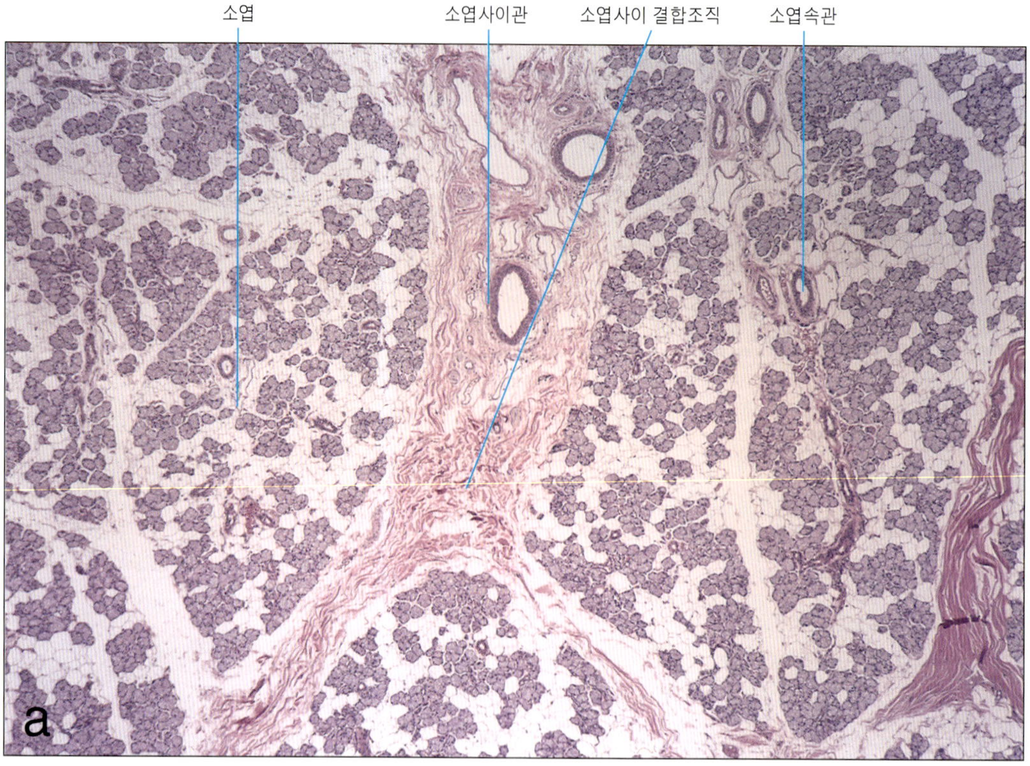

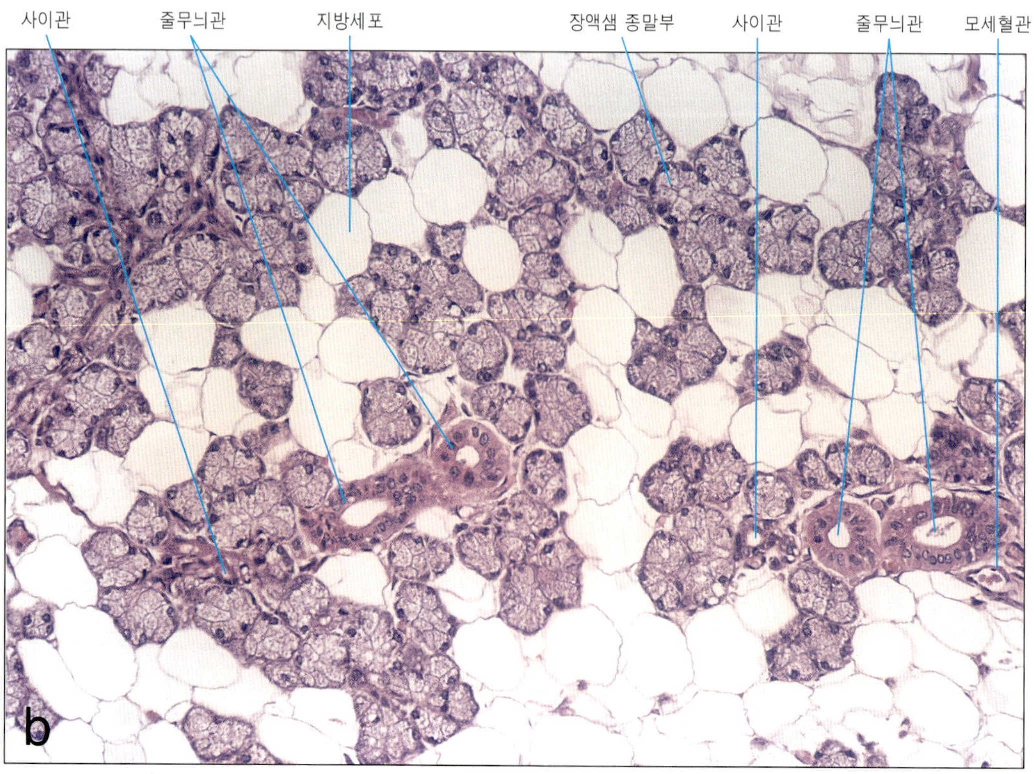

109 귀밑샘의 EM상 Ⅰ (장액샘 샘꽈리 전체의 투과형 전자형미경상, ×3,000)

관찰포인트

1. 장액성 샘세포의 집합체인 장액샘 샘꽈리 중앙에는 샘내강이, 샘꽈리 주위에는 근육상피세포가 관찰된다.
2. 입방형인 샘세포의 바닥에 핵이 관찰된다.
3. 샘세포의 세포질에는 발달한 과립세포질세망과 많은 분비과립이 관찰된다.

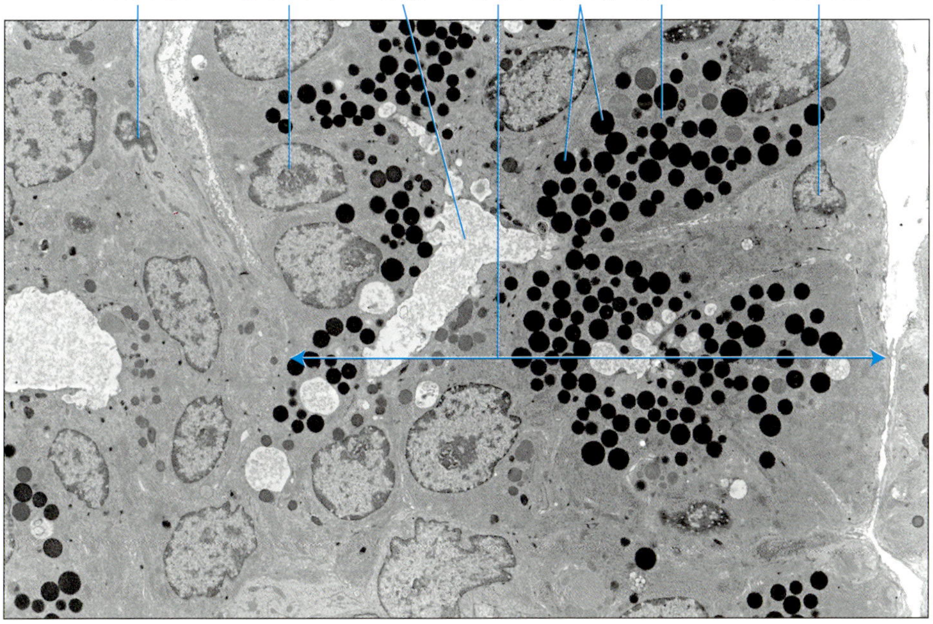

110 귀밑샘의 EM상 Ⅱ (장액세포의 세포외유출상의 투과전자현미경상, ×10,000)

관찰포인트

1. 샘내강에 면하는 세포막에서는 세포외유출상이, 세포질에서는 발달한 과립세포질세망, 골지장치와 분비과립이 관찰된다.

참고 분비과립의 한계막은 샘세포의 자유면의 세포막과 유합하고 내용물을 샘내강으로 방출한다. 이것을 세포외유출이라 한다.

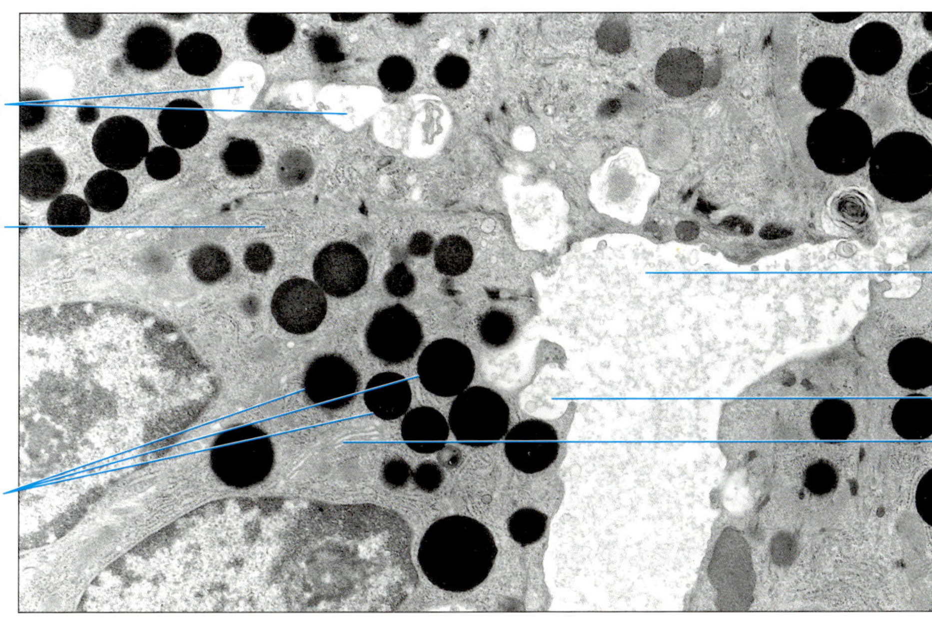

111 턱밑샘의 미세구조(턱밑샘, H-E염색)

관찰포인트

1. a: 실제 혈관, 신경, 소엽사이관을 품는 소엽사이 결합조직과 장액세포, 점액세포, 소엽속관이 혼재하는 소엽이 관찰된다.
2. b: 장액샘 종말부와 혼합샘 종말부가 관찰된다. 혼합샘 종말부에는 장액반달이나 근육상피세포가 관찰된다. 또한 소엽속관으로 줄무늬관이 관찰된다.

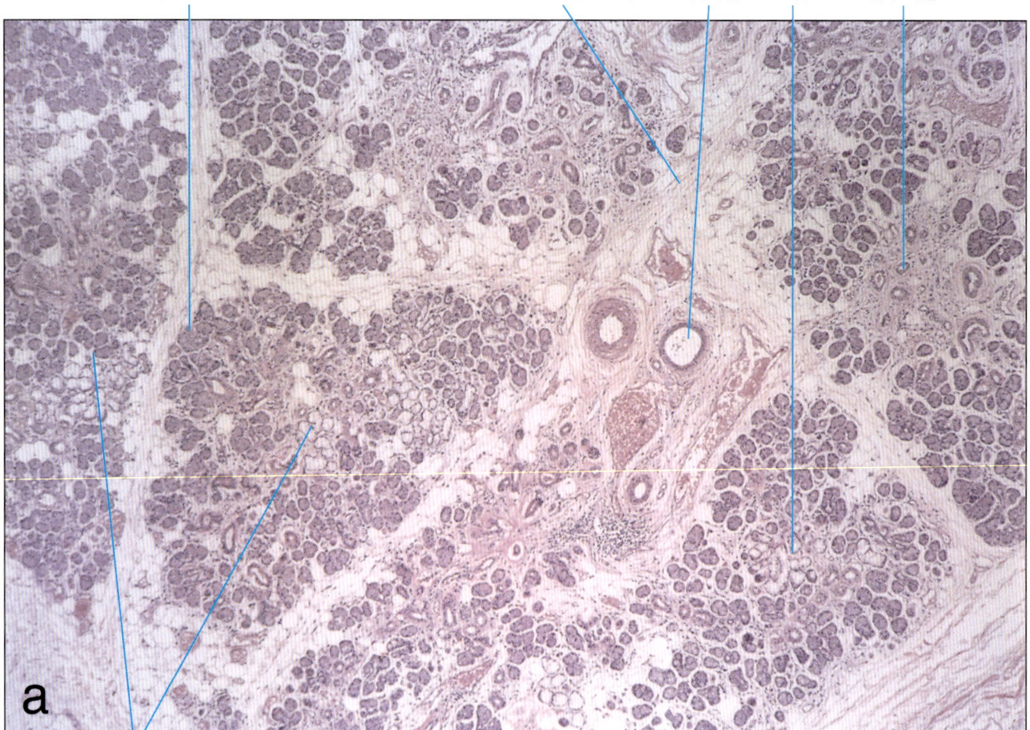

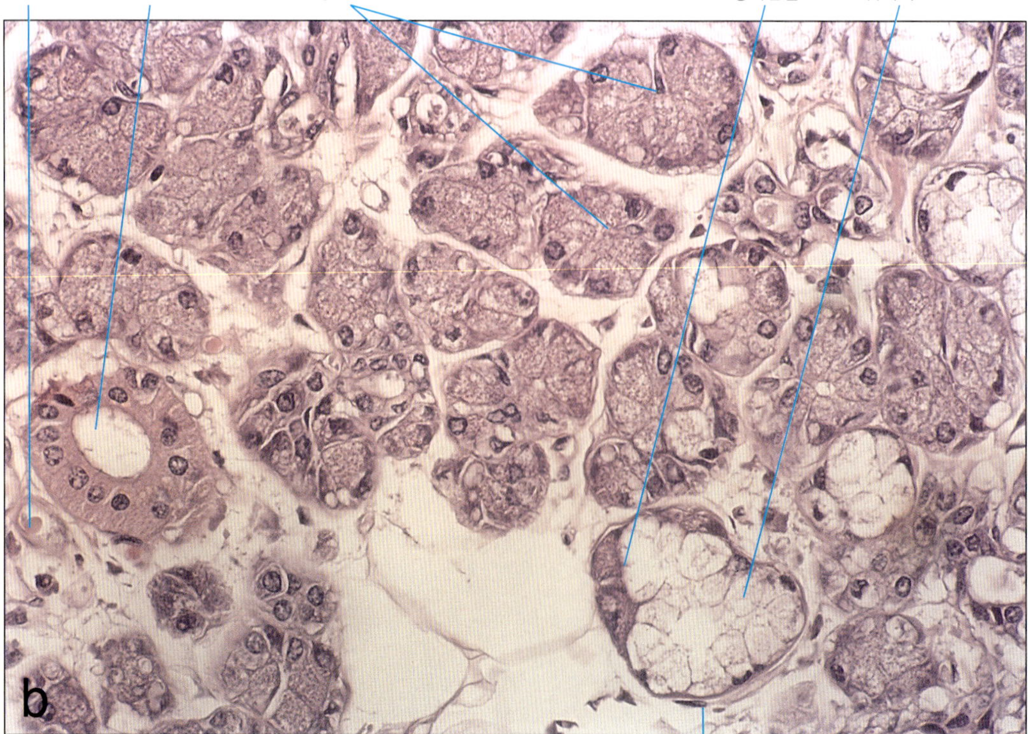

112 혀밑샘의 미세구조(혀밑샘, H-E염색)

관찰포인트

1. a: 점액샘 종말부가 압도적으로 많기 때문에 실질은 밝게 보인다.
2. b: 점액샘 종말부, 혼합샘 종말부, 장액반달 및 소엽속관이 관찰된다.

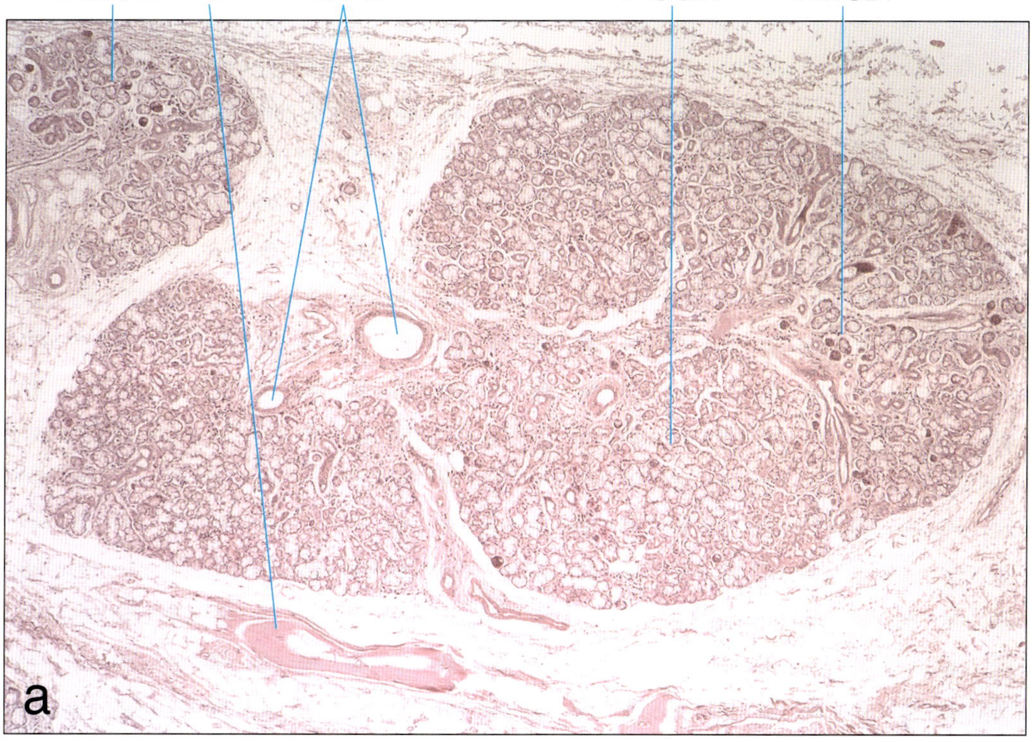

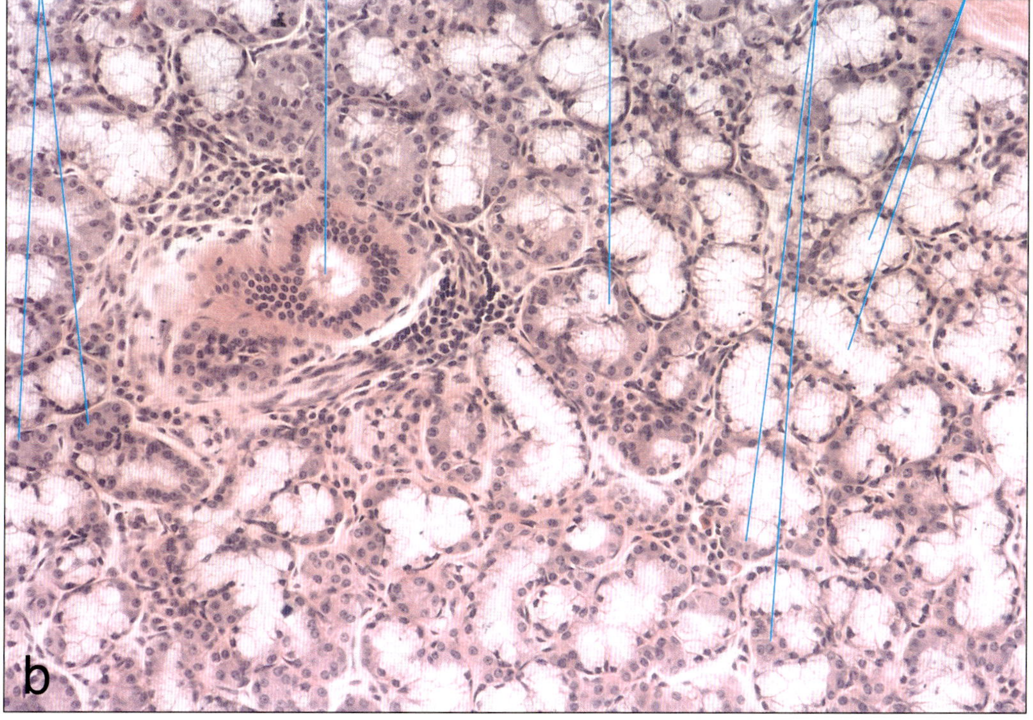

15 편도의 발생과 미세구조

113~114

〔개요〕

그물섬유(reticular fiber)와 그물세포(reticular cell)에 의해 형성된 그물에 다수의 림프구(lymphocyte)가 응집되어 있는 조직을 림프성조직(lymphatic tissue)이라 하고, 주위 결합조직 간에 경계가 없는 림프침윤(lymphatic infiltration)이나 림프구의 밀도가 보다 크고 주위와의 경계가 결합조직성 피막에 의해 뚜렷하게 경계지어지는 림프소절(lymph nodule)이 여기에 포함된다. 또한 림프성조직이 집합되어 있는 기관을 림프기관(lymphatic organ)이라 하고 림프절(lymph node), 편도(tonsil) 및 가슴샘(thymus)이 여기에 속한다. 여기에서는 구강에서 인두로 이행되는 부위의 점막내에 존재하는 림프기관인 편도의 발생과 미세구조에 대해 관찰하겠다.

1. 편도의 발생(development of the tonsil)

편도는 림프구의 응집인 림프조직으로 이루어져 있다. 림프구는 난황주머니중간엽의 원시줄기세포에서 발생하며, 그 후 림프구를 생산하는 기관은 간과 지라로 이행하고, 이후 골수에서 림프구모세포(lymphoblast)가 된다. 또한 셋째인두주머니에서 발생하는 가슴샘에서 유래하는 림프구는 림프절로 이동한다. 입천장편도는 둘째인두주머니에서 발생한다. 인두편도는 인두코부위의 림프절 집단으로부터, 혀편도는 혀뿌리부분의 림프절 집단으로부터 발생한다.

2. 편도의 미세구조(fine structure of the tonsil)

편도란 아몬드를 의미하며 점막 표면에 다수의 소와를 갖는 부분이 아몬드 열매와 비슷해 명명된 명칭이다. 편도는 코안과 구강에서 침입하는 세균에 대한 생체방어조직이며, 구강에서 인두로 이행되는 부분을 고리형태로 둘러싸듯이 분포하고 있다. 이것을 인두림프절고리(pharyngeal lymphatic ring) 또는 Waldeyer편도고리(Waldeyer' s tonsillar ring)라 하는데, 상방은 인두편도(pharyngeal tonsil), 양측방은 입천장편도(palatine tonsil)가, 하방은 혀편도(lingual tonsil)로 구성된다.

편도를 감싸는 상피에는 요철이 관찰되고 음와(crypt)라 불리는 깊은 함몰이 존재한다. 상피밑 점막고유층에는 상피와 평행하게 배열되는 림프소절이 다수 관찰된다. 림프소절의 중심부는 밝고 종자중심(germinal center)이라 불리며, 여기에서 림프구의 생산이 진행된다. 생산된 림프구는 편도 내에 분포하는 모세림프관에 모인 후 편도 밖으로 운반되는데 일부는 음와에서 직접 구강 내로 방출된다.

1) 인두편도(pharyngeal tonsil)

인두편도는 인두코부의 상벽에서 후벽에 걸쳐 분포하며 점막은 음와를 형성하지 않는다. 중층섬모상피로 덮인 바로 아래 고유층에 림프소절이 분포한다. 젊은 층의 경우 종종 인두편두가 붓는데, 이것을 아데노이드(adenoid)라 한다.

2) 입천장편도(palatine tonsil)

입천장편도는 원래 잘 발달된 편도이며 입천장혀활과 입천장인두화 사이에 있다. 표면에는 수십 개의 편도소와(tonsillar pit)가 관찰되며, 이것들이 깊게 들어가 음와를 형성한다. 중층편평상피로 둘러싸여 상피하 고유층에 선명한 종자중심을 갖는 림프소절이 일렬로 배열된다. 생산된 림프구는 고유층에서 상피 내로, 그리고 구강 내로 나와 타액과 혼합되며 타액소체(salivary corpuscle)를 형성한다.

3) 혀편도(lingual tonsil)

혀편도는 혀뿌리 점막에서 관찰되는 작은 언덕모양의 혀림프소절(lingual follicle)의 집합이다. 혀림프소절의 상피는 비각화중층편평상피이며, 고유층에는 림프소절의 집단이 관찰된다. 각 혀림프소절에는 얕은 음와가 형성된다.

113 입천장편도의 미세구조(입천장편도, H-E염색)

관찰포인트

1. a: 발달한 음와의 표면을 덮는 상피밑에 림프소절이 일렬로 배열되어 있다.
2. b: 림프소절 중심부에 밝은 종자중심이 관찰된다.

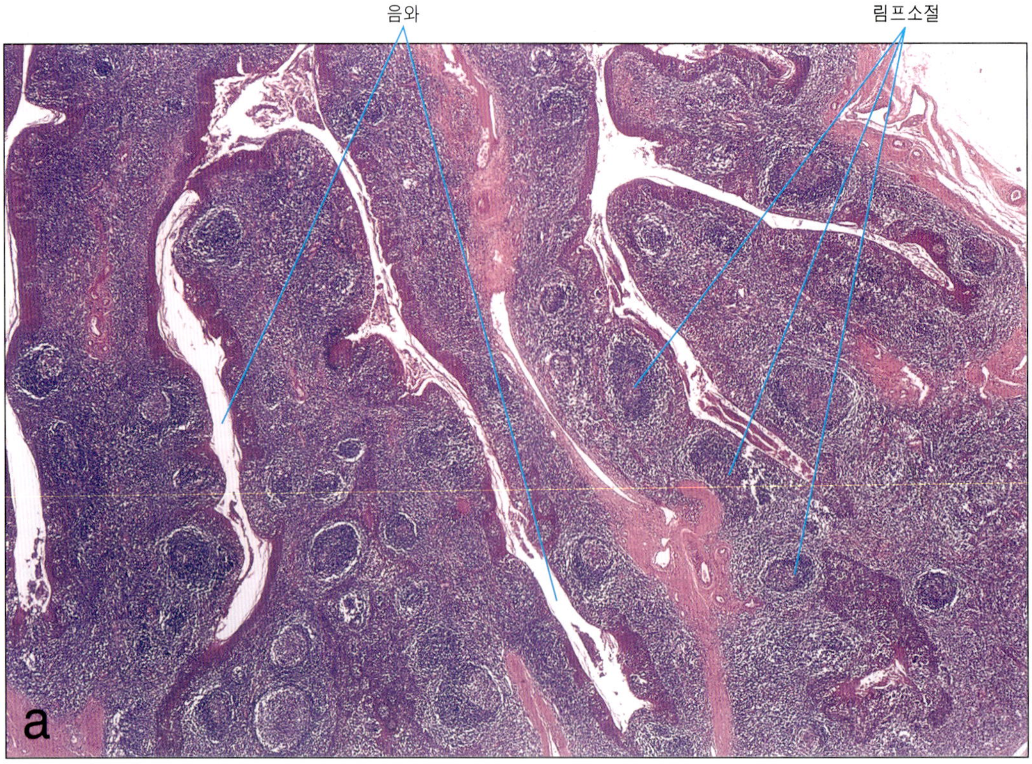

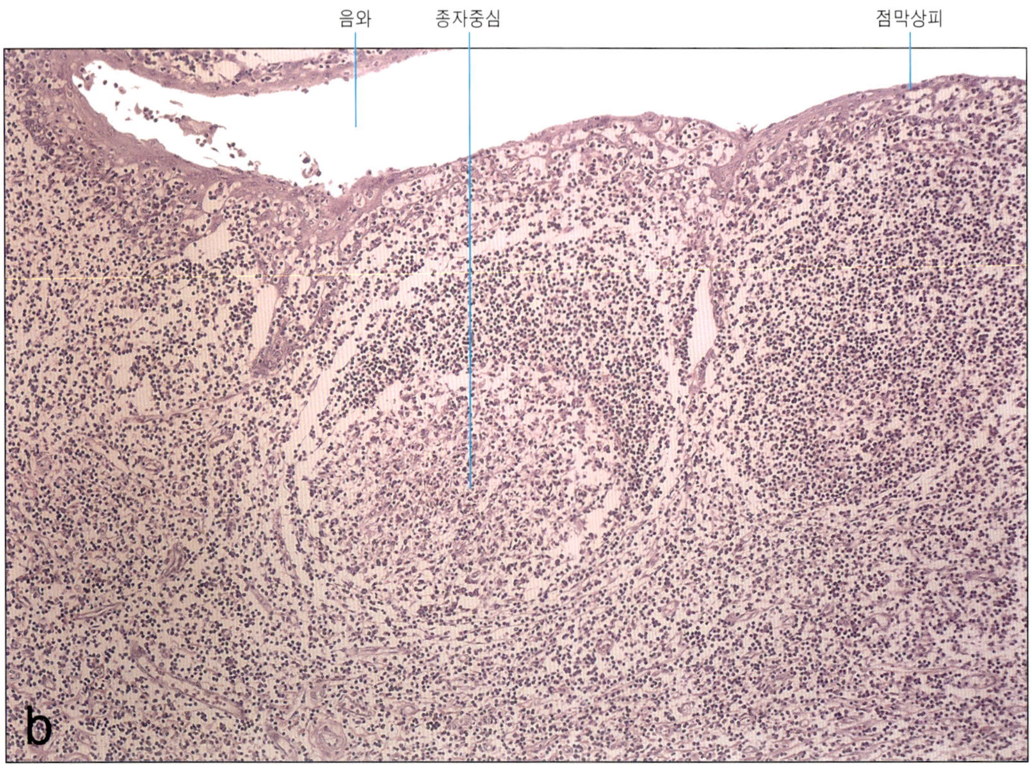

114 혀편도의 미세구조(설편도, H-E염색)

관찰포인트

1. 작은 언덕모양으로 풍융한 혀림프소절이 관찰되며, 그 표층은 비각화 중층편평상피로 덮여 있다.
2. 상피 하층의 고유층에 종자중심을 갖는 림프소절이나 림프침윤이 관찰된다.
3. 혀림프소절 중심에 단일관 모양의 얕은 음와가 관찰된다.
4. 혀림프소절 깊은부위에서 점액성인 뒤혀샘이 관찰된다.

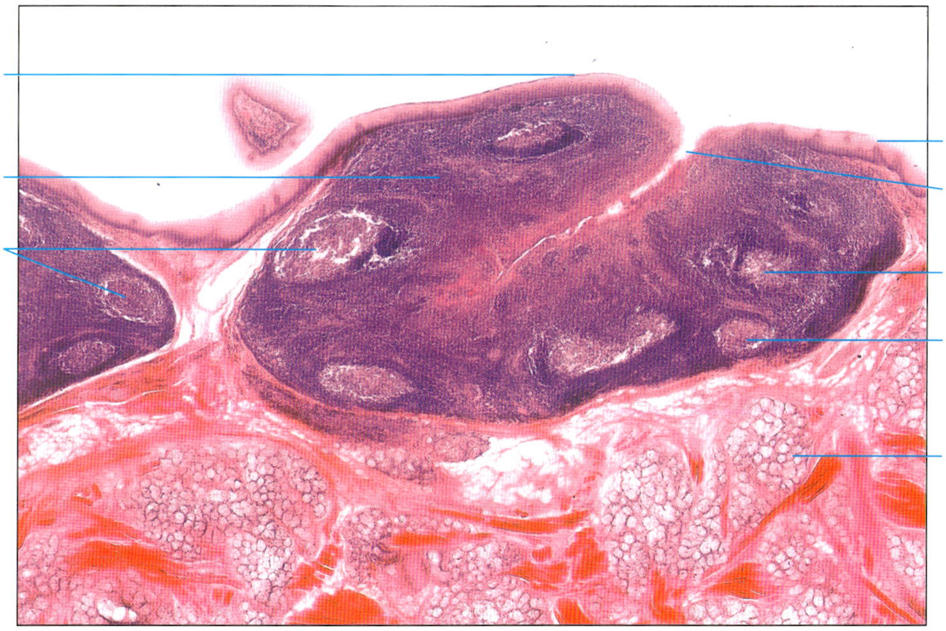

찾아보기(국문)

[ㅅ]

[ㅇ]

[기타]

찾아보기(영문)

저자약력

川崎　堅三 (쯔루미대학 치학부 교수)
佐々木崇壽 (쇼와대학 치학부 교수)
柳澤　孝彰 (동경치과대학 교수)
明坂　年隆 (아사히대학 치학부 교수)
大野　紀和 (아이치학원대학 치학부 교수)
小澤　幸重 (일본대학 마쯔에치학부 교수)
高橋　　理 (나라가와치과대학 교수)
武田　正子 (홋가이도의료대학 치학부 교수)
田中　　秀 (쯔루미대학 치학부 조교수)
戸田　善久 (일본대학 치학부 교수)
長門　俊一 (호쿠오카치과대학 교수)
羽毛田慈之 (메이카이대학 치학부 교수)
羽地　達次 (도쿠시마대학 치학부 교수)
山本　茂久 (오쿠바대학 치학부 교수)
山本　敏男 (오쿠야마대학 치학부 교수)
吉江　紀夫 (일본치과대학 니이가타치학부 교수)

역자약력

신 제 원 (경희대학교 치과대학 해부학교실 교수)
정 한 성 (연세대학교 치과대학 해부학교실 조교수)
주 성 숙 (경희대학교 치과대학 해부학교실 조교수)
이 희 수 (강릉대학교 치과대학 해부학교실 조교수)

구강조직발생학 아틀라스 제2판

Color Atlas of Oral Histology and Embryology

발행일　2007년 4월 5일
저　자　Kenzo Kawasaki et al.
역　자　신 제 원 외
발행인　최 용 원
편　집　이 유 미
표　지　이 유 미
발행처　**대한나래출판사**
등　록　제6-0365호(1994. 12. 14)

주　소　서울특별시 동대문구 용두동 102-65
전　화　(02) 922-0840
팩　스　(02) 922-0841
이메일　dhpub@chol.com

ISBN 978-89-5741-085-1　　**정가 30,000원**